U0067262

精神分裂症的團體治療

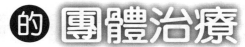

Group Therapy for Schizophrenic Patients

Nick Kanas 著

杜家興 譯

Group Therapy for Schizophrenic Patients

Nick Kanas, M.D.

First published in the United States by American Psychiatric Publishing, Inc., Washington D.C. and London, UK.

Copyright ©1996. All rights reserved.

Complex Chinese Edition Copyright © 2006 by Psychological Publishing, Co., Ltd.

原文版由 American Psychiatric Publishing, Inc., 於 1996 年在美國出版，繁體中文由其授權出版。

關於作者 ⟶≫

Nick Kanas 醫學博士

ix

舊金山加州大學精神醫學部之團體治療訓練方案教授與督導
加州舊金山榮民醫學中心精神醫學服務部門副首長

　　Kanas博士帶領精神分裂症病人的團體治療已經超過二十年。他撰寫有關團體治療和小團體行為的論文、書籍與書內章節超過七十篇。他所研究的對象包括精神分裂症、酒癮、雙極型情感性疾患以及創傷後壓力疾患的病人；心理健康的工作人員與受訓學員；以及太空人和太空飛行員。目前，Kanas博士同時是美國精神醫學協會以及美國團體心理治療協會的會員，也是美國太空總署（NASA）太空人篩選計畫的精神醫學評估專家。除了正著手進行的團體治療工作之外，他還在莫斯科進行的太空小團體模擬研究（small group space simulation study），以及在有關太空人與太空飛行員於宇宙中互動情形的研究（the interactions of astronauts and cosmonauts in space）擔任主要研究員。

關於譯者

杜家興

臨床心理師（juiahsin@yahoo.com.tw）

❏ **學歷證照**

以精神分裂症語文工作記憶能力之認知訓練方案，取得中原大學心理學研究所臨床心理組碩士，擁有中華民國臨床心理師執照、教育部講師證。

❏ **現任**

目前為行政院衛生署嘉南療養院公職臨床心理師、台南市臨床心理師公會理事、台南地方法院家事法庭調解委員、台南市榮譽國民之家心理健康顧問。

❏ **經歷**

台南縣家庭教育中心高關懷國中生團體輔導種籽教師培訓課程之講師與督導師；台南縣高關懷國中生之團體輔導或個別輔導講師；長榮大學、台南藥理科技大學等校兼任講師；台南市社區大學生命學程以及台南縣仁德鄉社區大學講師；淡水長青醫院、淡水鴻安醫院、竹北東元綜合醫院精神科等醫院臨床心理師。

❏ **專長**

◎結合經驗取向、認知取向和人際動力取向的個別和團體心理治療，運用於精神科病房、憂鬱症以及校園中輟問題、情緒困擾或適應不良學生。

◎透過自我探索、團體分享、教育課程以及個案討論研習會，協助輔導教師、輔導志工調整、精進及深化本身之輔導知識、技巧與效能。

◎喜歡推廣心理學的好處給社會大眾，找到「健康成長、幸福生活」的祕方。常在講座和工作坊中分享從依附心理學、客體關係理論、心理治療學、發展心理學、神經心理學、人際關係以及身心靈課程學到的精華，尤其是活腦健腦小活動、情緒釋放技術（Emotional Freedom Techniques, EFT）以及正念療法（Mindfulness）之啟發小故事與實作技巧。擅長的講題包括：抒壓活腦實作系列、夫妻與親職之溝通相處系列、兩性交往系列、藍色憂鬱系列。

前　言

　　精神分裂症（schizophrenia）是一種嚴重的心靈疾病（mental illness），造成患者在思想、情緒與行為上的瓦解。它影響了世上1%的人口。單就美國而言，就約三百萬人受苦於此一嚴重、慢性疾病的折磨，數百萬的親朋好友間接受到影響。雖然一般認為抗精神病藥物（antipsychotic medications）是此疾病主要的治療介入方式，但是這些藥物並沒有將此疾病治癒。許多病人對這些藥物反應不佳，即使是那些對藥物有反應的病人，也出現藥物副作用，並且持續經驗到心理社會層面的問題。此刻非常需要新的治療取向，安全並能夠幫助精神分裂症病人有效處理他們的內在與外在世界。

　　在經過控制的研究裡，在幫助精神分裂症病人因應其疾病以及與其他人有更好的互動連結等方面，團體治療被認為是藥物治療之外一項有用的輔助療法。不過，如同其他可能的治療方式一樣，治療團體如果被一些未能對可能的陷阱或不適當的技術保持警覺的人不正確地運用，那麼將可能造成傷害。雖然曾經針對執行團體治療研究的研究員發展出相關的治療手冊，但是目前仍缺乏適合臨床工作者的手冊，無法提供具有實證支持的方法，以便在團體治療裡幫助精神分裂症病人。本書正是要修補此一困境。

　　本書所描述的作法是從我及同事們在超過二十年的臨床及研究裡演進而來的。此實證性的工作包含了從 1975 年到 1977 年在聖安東尼奧、德州所進行的住院病人團體治療的控制性研究，以及於 1978 年在舊金山、加州開始的團體治療研究計畫。後者的工

作大多數是由舊金山的榮民醫學中心部門與加州大學協力完成。
採用此模式的治療團體也曾在蘇聯與英國進行評估。

　　初期的研究是在精神醫療機構急性住院病房裡進行。因為臨 xviii
床模式的精緻化，所以也進行了有關結果（outcome）與歷程
（process）的研究。此模式也延伸運用到門診環境，並針對短期
與長期的團體進行了評估。重要的技術變得更為明晰，此模式的
成果是可以複製的（replicable），並且能教導給許多的醫護工作
人員及受訓者。

　　本書的主要目的在於協助心理健康實務工作者習得一個安全、
有用且合乎成本效益的精神分裂症治療方法，也就是學會運用由
上述所提及之工作所演進而來的整合式團體治療模式。本書提出
有關實務工作的指導方針以及臨床案例，都將幫助讀者在住院病
房或門診裡帶領這類的團體。本書也考量到在理論和臨床方面的
重要議題，像是治療的目標、病人的篩選、有關的討論話題，以
及治療歷程等。

　　我在本書也回顧了有關將治療團體運用在精神分裂症病人身
上的軼事及實證文獻。此外，我也回顧了由我和我的同事所進行
一系列有關結果及歷程的研究所獲得的成果，以作為本書所描述
的方法的見證，並藉以為例說明諸多治療技術的原理。

　　本書會吸引服務精神分裂症病人及其家屬的健康照護工作人
員的興趣。這些工作人員包括醫療機構及診所的工作人員與受訓
者以及私人職業的實務工作者。本書也將特別吸引醫師、心理學
家、護士、社會工作師，以及其他在心理健康領域裡工作的專業
人員的興趣。對於學生和有經驗的實務工作者、對於在州立或私
立醫療院所工作的醫護人員，以及在一般受到管理的照護環境及
私人工作室工作的專業人員，對於研究者及臨床工作者，還有對

於有經驗的團體治療師以及此治療模式的新手,本書正與你們關連密切。

　　雖然本書基本上是一種有關「如何做」(how-to)的治療手冊,但本模式卻是由團體治療研究計畫演進而來的。與許多其他的治療說明不同的是,本模式具有實證基礎,賦予本模式效度與信度,也緊密整合了理論、實務和研究。儘管我們從先前運用教育取向、心理動力取向和人際取向的模式裡獲益良多,但本書所呈現的模式仍加入了新的技術,並且闡明了如何整體描繪(formulate)及處理病人的問題。本書也參照了我們已出版的研究成果。許多來自真實團體的臨床案例,將有助於讀者了解此模式以及許多即將在本書討論的特定技術。

　　本書由討論精神分裂症本質的第一章開始,內容包含一般的臨床特徵、診斷上的考量、生理心理社會層面的治療策略,以及團體治療的角色。第二章回顧了歷史性的議題,從臨床報告與研究報告兩方面著手。強調重要的軼事和臨床趨勢。接著是第三章有關理論性議題的討論,分別描述了三種傳統的作法:教育性取向、心理動力性取向以及人際取向,並且顧及了每一取向的長處與弱勢。接著,便從理論的觀點來思考本書所採用的整合式取向。

　　接下來的三個章節,都是描述整合式治療取向的臨床特徵。第四章的焦點是團體的格式,將論及治療目標、病人篩選、協同治療、結構方面的議題(如,環境、持續期間以及團體進行的頻次、團體的組合與大小等等),以及藥物的使用。第五章則藉著探討治療策略,包括治療姿態、病人的安全性、有用的與有傷害性的討論話題、形成這些議題的方法、因應策略、單次團體裡某一話題的典型進展方式、與首次及最後一次團體以及成員新加入及退出有關的議題、團體前的介紹說明,以及團體及個別治療同

xix

時進行的情形。我們在第六章思索了團體歷程這個議題，主題包括團體動力學、團體發展階段、治療因子、文化觀點、訓練與督導，以及成本效益。這三個章節廣泛運用了範例，藉以示範與說明重要的臨床議題。

　　在第七章，我們從住院病人及門診病人研究的角度，回顧支持此治療模式的實證工作。我們也從結果、歷程與討論內容等角度加以統整最新的研究發現，並且針對未來的研究提出一些建言。有關我們實證工作的參考文獻，則提供給有興趣的讀者。接下來的第八章，是一個做結論的章節，強調本書所提出的重要觀點。一些讀者可能選擇先從本章讀起，以便對本書所呈現的特殊議題　　xx
有個初步的概念。可是，希望讀者能夠依序閱讀全書，澈底了解此整合性模式，並運用在您自己的治療團體裡來療癒精神分裂症病人。

致　謝

xxi　　　我想要感謝許多在臨床及研究工作上幫助我形成本模式之基礎的同事：Martha Rogers、Ernie Kreth、Linda Patterson、Rick Campbell、Mary Ann Barr、Vince DiLella、Jeff Jones、Steve Dossick、Pablo Stewart、Kristi Haney、John Deri、Terry Ketter、George Fein，以及 A. J. Smith。我也要感謝其他許多支持我沿著此方向工作的同事：John Sparks、Irwin Feinberg、I. Charles Kaufman、Craig Van Dyke、Peter Banys、Ed Merrin、Geoff Booth、Gerald Charles、Lawrence Stewart、Larry Lehmann、Dennis Farrell、Elaine Lonergan、Bob Okin、Lucy Fisher、Cindy Gyori、M. M. Kabanov、Eugene Zubkov、Steven Hirsch，以及 Felicity de Zulueta。Jo Ann Blackston、B. J. Kelly，以及 Gloria Patel 對於早期的文獻、呈現方式及各方意見提供了價值不菲的書記工作。最後，我要感謝 Carolynn、Andrew 以及 Peter 等人在本書撰寫期間的耐心與支持。

譯者序

　　完成這本重要書籍的翻譯，心中充滿喜悅，因為這個工作對筆者具有多重意義。

　　首先，對國內的精神分裂症患者以及相關治療工作人員來說，這本中譯書籍是一大福音。對於目前著重生物取向介入而輕視心理社會層面的國內精神醫療生態，本書所提精神分裂症的整合式團體治療模式具體呈現了「生理心理社會觀點」（bio-psycho-social perspectives），使生理心理社會觀點不再只是書上的術語、討論會議時「電」人的武器、教學時的說法而已。

　　從過去到現在，國內有許多精神分裂症病人只能像是小白老鼠那樣接受許多團體治療生手的練習，許多病人只是將參加團體治療當作是一種向醫師「交換」出院的其中一種手段而已（**已分不清是醫師療癒病人，還是病人制約了醫師**），加上目前全民健保給付過低，投資報酬率太低，造成資深人員難以對抗績效的要求而割捨團體治療，除非本身極有志向且有濃厚興趣。

　　許多持續投入精神科團體治療的治療師們，包括臨床心理師、精神科護理人員、社會工作師、精神科醫師和職能治療師，幾乎以被歸於人際取向的 Yalom 博士兩本有關團體心理治療的經典著作[1]為宗師。雖然 Yalom 取向提供許多經典且富創意的指導方針，

---

[1] 分別為：(1)Irvin D Yalom 原著，陳登義譯（2001）。人際互動團體心理治療——住院病人模式（*Inpatient Group Psychotherapy*）。台北：桂冠圖書。(2)Irvin D Yalom 原著，方紫薇、馬宗潔等譯，謝珮玲、楊大和校閱（2001）。團體心理治療的理論與實務（*The Theory and Practice of Group Psychotherapy*）。台北：桂冠圖書。

但筆者有時覺得似乎無法直接處理到病人的某些需求，尤其是病人的精神病症狀和出院渴求方面。而 Kanas 博士的「精神分裂症的團體治療」則結合了衛教取向、心理動力取向和人際取向，為我們指明一條切實可行的方向，值得大家配合 Yalom 取向一同細細品味。

再者，直接服務重大精神病患者的治療人員，經常因為精神分裂症病人病理性的思考和行為而感到無能與耗竭，尤其是在藥物治療沒有出現太多效果的時候。本模式具備具體、明確、有實證基礎、容易學習等多項優點，能夠為許多感到無力，甚至已開始逃避的治療人員，帶來一劑強心針。尤其本書內容精簡且容易吸收，值得醫療團隊一起閱讀、琢磨和執行，一方面拓展服務病人的多面性，一面可以有效整合各專業，凝聚團隊向心力，發揮團隊效能。

第三項意義是見證衛生署嘉南療養院一群熱愛團體治療的人曾經一起奮鬥精進的歷史，除了筆者之外，還有擔任督導工作的劉再傳醫師（目前為高雄慈惠醫院精神科主治醫師），以及彭成隆精神科醫師（即將成為苗栗大千醫院精神科主治醫師）、盧怡婷社工師、林珮瑩與林美佑兩位護理師。多次中午聚餐九十分鐘裡字句斟酌地閱讀討論 Yalom 的經典書籍，並每週一次實地且富有創意地執行七十分鐘的急性病房人際取向團體治療，尤其是在上半場以人際關係為主的自由討論之後，中場加入十分鐘的治療人員評論，並且創新地將下半場多延長十分鐘，讓成員們充分討論及深化上半場和中場裡的體會與學習。因緣際會，讀書會暫停了，筆者與劉醫師仍持續在急性病房執行這個被我們認為很有助益的模式，筆者與怡婷社工師也嘗試將此修正模式運用在大專院校個案、中途之家青春期少女的團體。本書就是藉此機緣，由督

導劉醫師為促進我們後進者的學習，而提供好友 Kanas 博士的著作以為參考，因獲益良多，便發願譯介給國內讀者參考。

第四項意義是紀念筆者初為臨床心理師那一段辛苦扎根的專業養成時期。回想 1994 年 7 月出道，當時國內實際從事臨床工作的心理師可能不超過一百二十名，那時笑稱工作兩年以上就算資深，由此可部分推想當時心理師處境之辛苦。加上可以參考的中文書籍寥寥可數，國內北中南東的心理師紛紛成立讀書會，閱讀原文書籍而整理出許多重要筆記，可惜可能因為心理師們自我要求高，擔心整理筆記不夠完整，因此少有流通。

當時筆者發現許多重要的經典書籍，不只各區獨自閱讀整理，而且幾乎年年重複閱讀。眼見這麼多菁英寶貴的時間與心力就這麼消耗在原文閱讀上，深感中譯書籍節省下來的可觀人力資源，將為臨床心理專業的發展帶來澎湃活力。加上對「臨床心理師」頭銜的認同，筆者立志翻譯整理工作，一方面培養自己專業，從文法書、補習托福文法，到著手翻譯，一路下來練就電腦能力和原文書閱讀能力，另一方面企圖促進交流而整體提升心理專業人員的基礎。期間，筆者曾經協助將部分筆記電腦打字，也從 Groth-Marnat 博士的著作 *Handbook of Psychological Assessment, 2nd*（目前國內已有第三版中譯本[2]）的部分章節，翻譯整理出一本中譯手冊[3]供實務工作者參考，聽說多人由此獲益。

一轉眼，筆者年齡與年資也累積不少，持續在臨床心理工作上戰戰兢兢努力著。目前坊間有許多專業中文版書籍，可以減少

---

[2]　Gary Groth-Marnat 原著，張本聖、洪志美合譯（2003）。《心理衡鑑大全》。台北：雙葉書廊。

[3]　杜家興翻譯整理。《心理衡鑑手冊》（1997 中文整理筆記）。資料來自原文書籍裡有關衡鑑會談、班達測驗、智力測驗、心理學報告的章節。未出版。

心理師的基礎養成在時間與心力上的消耗，不禁羨慕此時的這種幸福。回首當年自己朝夕投入的源源不絕動力與精神，至今仍引以為傲，本書的翻譯可說是過去努力的一項成果，遂藉此肯定自己並繼續邁向人生與專業的下一個里程碑。

翻譯工作實在是一種功德，我深切感受。一本書的翻譯，耗費了多少個獨自工作的夜晚，犧牲了多少次和妻兒共同遊戲和相伴入眠的幸福，壓榨了多少日疲累的身心，才能有個雛形。配合後續的來回校稿，才能有一本版面清爽悅目、內容讀來親切的文本。感謝心理出版社林敬堯總編輯負責處理版權事宜，以及林汝穎編輯的細心校稿與意見，讓本書具體成形。

從事翻譯工作的人最感謝的莫過於自己家人的體諒與犧牲了。謝謝我的父母親包容我這個兒子，讓我得以全心投入在專業工作上。感激妻子素珍，沒有妳辛苦地體諒以書本為第一情人的我，並且照顧好家裡和兩個小寶貝，我便沒有機會完成這個重要願望；還要謝謝偉愷和岳洋兩個心肝寶貝，放走總是玩到一半就落跑的爸爸，現在這本書完成了，兩個小寶貝，我們又可以一起開蒸汽火車，讓你們坐在爸爸的大腿上一起看繪本、說故事囉！最幸福的是，我們一家人又可以共枕入眠了！

家興

2006 年 6 月於台南

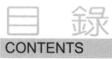
目　錄
CONTENTS

CONTENTS

CONTENTS

表　次

第 1 章
精神分裂症
的本質

　　精神分裂症（schizophrenia）是一種長期慢性的心靈疾病（a chronic mental illness），會影響到患者思想的內容和歷程。雖然精神分裂症病人可能經驗到急性惡化的病情而使他們必須住院接受治療，可是，即使是在幾次病情發作之間的間隔時間裡，他們的生活仍舊受此一疾病影響。治療方面通常包括了觀察身體的基本需求；抗精神病藥物；諮商與支持；個別形式、團體形式，以及家庭形式的治療；娛樂與智能治療；以及各種社會服務。因為這類病人通常經驗到幻覺與妄想，難以去考驗真實性、導致生活孤立，並且在關係上適應不良，所以團體治療很自然就變成治療上的一項考量。事實上，就如同我們將在下一章所看到的，此種治療形式早已被運用在精神分裂症病人身上逾七十年之久，而下一章的主題正好就是那些由實證推演出來並運用在團體以療癒這些病人的方法。我在本章檢視了此一疾病本身以及團體治療在此疾病的套裝治療（treatment armamentarium）裡可能扮演的一些角色。不過這裡的檢視並非無所遺漏，所以也介紹了與本書後續

1

內容相關的內容。

精神分裂症的症狀與病徵

　　精神分裂症是一種影響一個人思考方式的疾病，影響所及包括所想的層次（思想內容）以及想法的統整（思想歷程）。從內容的角度來看，這些病人可能經驗到違常的知覺，他們知覺到一些不處於當下的事物（幻覺），即使他們的感覺器官是清晰的。雖然任何形式的感官覺（sensory）都會被影響，但一般來說，聽覺卻是最常受到牽連的，病人會提及聽到一些對他說話的聲音，這些聲音在他們的知覺裡是和自己的想法有所差別的。此外，精神分裂症病人可能經驗到違常的信念（妄想）。最常見的大概就屬被害妄想（persecutory delusions；如，有個被詳細規劃的陰謀正在侵襲他）和關係妄想（referential delusions；如，電視特別針對他傳遞私人的訊息）。其他的例子包括誇大妄想（grandiose delusions；如，他們有著別人所沒有的特殊力量）、思想插入（thought insertion；如，有人將想法置入他們腦海裡），以及思想廣播（thought broadcasting；如，他們可以將自己的想法投射到其他人身上）。

　　當想法內容的障礙到了使病人無法區分真實與想像的程度時，病人就會被認為有精神病（psychotic）。一般來說精神病患者無法考驗真實性（test reality），他們是自己違常思考的囚犯。這點使我們得以區辨他們和那些有相似的真實性考驗障礙但並非屬於精神病的病人，因為後面這類病人能夠客觀看待他們的障礙並拒絕，至少會懷疑這些障礙具有的正確性。因此，有可能在經

驗到某種幻覺或是覺得被其他人跟蹤的同時，仍擁有足夠的真實性考驗能力，而知道這些是思考上的障礙，不是代表真實的生活（Goldman, 1992）。考驗真實性的能力和現實感（reality sense）是自我（ego）非常重要的兩項功能，一般認為精神分裂症患者的這兩項功能有障礙，因此導致此疾病的許多症狀與病徵。Bellak（1958）曾提到這些病人許多其他的自我功能同樣有障礙，包括防衛機轉（defense mechanisms）、判斷力、驅力的控制能力（control over drives）和思考歷程等。

　　精神分裂症有嚴重的思考歷程問題，會導致混亂的思考。最常見到的是，他們表現出鬆散的連結（loose associations），也就是某個想法之後跟隨著另一個與先前這個想法沒有什麼關連的想法。有時候，他們的思考是模糊且離題的，但沒多久就又回到主要的重點上（繞圈式思考；circumstantial thinking）。其他時候，某個想法導致另一個僅有間接關連的想法而之後就未再回到該主題上（離題式思考；tangential thinking）。比較不常見到的是，他們的想法裡有著不一致的表現（文字沙拉；word salad），或者從一個想法硬生生地快速轉換到另一個想法（想法跳躍；flight of ideas）。

　　這些思考上的障礙可能與情感方面的問題有關連。一些精神分裂症病人在情感表達上顯得平淡或遲鈍，特徵是單調的聲音和固定不變的表情。其他的病人則是情感非常不穩定，也就是他們的情緒狀態會突然轉變，或者有著與語言內容無關的不適當情感。病人也會提到因病情所造成的各種情緒，像是憂鬱、失望與生氣。可是，精神分裂症的指標特徵就是，它是一種思考方面而不是情緒方面的疾病，如果主要的症狀與病徵屬於情緒範疇，那麼應該要考慮其他診斷的可能性。

　　精神分裂症病人還有其他的問題。他們在社交上通常是孤立

3

的，並且沒有能力與其他人建立有意義的連結，包括陌生人、健康照護服務人員、雇主和家人。當他們試著與其他人有所連結時，他們的這些嘗試可能是屬於適應不良的刻板僵化、令人窒息的、古怪的、不信任的、疏離的，再要不然就是不恰當的。此外，精神分裂症病人的自我感貧乏（poor sense of self）；在目標導向活動的實踐上有障礙；以及有心理動作行為方面（psycho-motor）的問題，包括木頭狀僵直（catatonic stupor）、僵硬或興奮、幼稚傻笑貌、激動，以及怪異動作。因為這樣，這些病人出現許多關於就業、在學、財務、居家、自我照顧和大體生活品質上的社交問題。

有時候，精神分裂症的症狀被區分為正性症狀（positive）和負性症狀（negative）兩大類（Africa & Schwartz, 1992; American Psychiatric Association, 1994）。正性症狀比較活躍（active），代表正常功能的一種扭曲或過度現象，例子包括幻覺、妄想、混亂的言談，以及激動的行為。這類症狀可於疾病的早期病程裡見到，尤其是病情急性惡化的期間，通常也都可以由抗精神病藥物來壓制。負性症狀則比較消極（passive），代表正常功能的一種衰退現象，例子包括情緒淡漠、社交退縮、言談貧乏，以及表達範圍有限的行為（restricted behavior）。這類症狀在進入精神分裂症慢性病程時會變得比較明顯，通常對抗精神病藥物比較沒有反應。

4　○ **精神分裂症的其他特徵**

一般來說，精神分裂症的症狀與病徵開始於青春期晚期或成

年期早期，雖然某些形式的精神分裂症可能始於童年期或中年階段。目前還不清楚精神分裂症的病因；而遺傳基因層面、體質層面、心理動力層面、家族層面以及社會層面的病源因素都可能牽涉其中（Africa & Schwartz, 1992; Kaplan & Sadock, 1989）。精神分裂症通常一開始是前驅期（prodromal phase），此時特徵是功能惡化，接著就是活躍期（active phase），此時特徵為精神病症狀變得顯著，然後是殘餘期（residual phase），此時的特徵大多與前驅期相似。有些病人經驗到一連串的惡化與緩解，其他病人則變成比較慢性的病程。幾乎沒有見過病人完全回復到生病前的功能水準，反而這類病人比較是逐漸惡化，或是穩定持續地處於較低的功能狀態或社經地位。

　　世界上好幾個國家提到的精神分裂症盛行率大約都在 1%左右。依據美國精神醫學會的資料（American Psychiatric Association, 1994），開發中國家的精神分裂症病人比起已開發國家的病人，病程比較急性且預後（prognosis）較佳。這類病人一等親出現精神分裂症的情形是一般人口的十倍。大約有10%的精神分裂症病人會有自殺的情形，尤其是三十歲以下的男性病人。此種疾病對男女兩性的影響大致上差不多，雖然比起男性病人，女性病人的發作年紀比較晚、有比較多明顯的情緒症狀，並且有較佳的治療結果（Szymanski et al., 1995）。

　　單就美國而言，大約有三百萬人口經驗到此種疾病的痛苦與折磨，數以百萬的家人朋友受到間接的影響。雖然精神科病房裡不到 40%的病人是因為精神分裂症而被簽准住院的（Africa & Schwartz, 1992），但此疾病的罹病率（morbidity）、慢性化以及所耗損之成本代價，仍舊使它成為一項重大的健康問題，尤其是當考慮到此疾病影響的是成年早期的人們，並妨礙他們達到全盛

期的生產潛能的時候。透過類似的途徑，此疾病同樣為世界上其他國家的人們帶來負面的結果，任何可以緩和此疾病之衝擊程度的治療手段將具有重大的社會意義。

5 ○ **診斷上的考量**

　　精神分裂症的診斷準則已經澈底改變了好幾年，在某種程度上，這也影響了有關此疾病所提報的盛行率和結果（Hegarty et al., 1994）。目前，兩種最被廣泛採用的診斷準則系統為《精神疾患之診斷與統計手冊》（*Diagnostic and Statistical Manual of Mental Disorders*; DSM-IV; American Psychiatric Association, 1994）和《精神及行為疾患之 ICD-10 分類系統》（*The ICD-10 Classification of Mental and Behavioural Disorders*; World Health Organization, 1992）。表 1-1 列出了 DSM-IV 有關精神分裂症的描述所具有的一些主要特徵。如果要了解相關準則的完整介紹，請

表 1-1　精神分裂症的診斷準則

- 出現下列兩項或兩項以上的症狀至少一個月：妄想、幻覺、混亂的言談、混亂或僵直的行為、負性症狀
- 此障礙的病徵持續至少六個月
- 從此障礙發作起，喪失其社會或職業方面的功能
- 需要排除下列情形：分裂情感性疾患（schizoaffective disorder）、情感性疾患（mood disorder）、因為物質使用（substance use）或是因為醫學病情（medical condition）而導致的生理結果、屬於廣泛性發展疾患（pervasive developmental disorder）的延續

註：本表改寫自 DSM-IV。

讀者自行參考 DSM-IV原書。

如同在表 1-1 所見到的，必須出現此疾病的特徵症狀兩項或兩項以上至少一個月，雖然精神分裂症的有些病徵必須出現至少六個月。此外，也必須要有證據指出，從此障礙開始便喪失其社會或職業方面的功能，而且當前的功能應低於疾病發作之前所達到的水準。最後，應該排除掉可能與此疾病混淆的其他 DSM-IV 病情。

後來也區分出許多精神分裂症的亞型（subtypes），表 1-2 摘述了各亞型的關鍵特徵。這些亞型全都必須符合精神分裂症的基本準則，但是評估時的主要症狀學表現卻不相同。因為關係到預後和治療，所以試著區辨出這些亞型是非常有幫助的。例如，妄

表 1-2　精神分裂症的亞型

亞型	關鍵特徵
妄想型 （paranoid）	● 妄想或經常出現的聽幻覺 ● 沒有精神分裂症的其他症狀
混亂型 （disorganized）	● 混亂的言談與行為 ● 平淡或不適當的情感
僵直型 （catatonic）	● 至少有兩例心理動作上的障礙，如：不動作、過度活動、消極對抗（negativism）或緘默、特殊的自主動作、回音症（echolalia）、動作仿同症（echopraxia）
未分化型 （undifferentiated）	● 兩項或兩項以上的精神分裂症症狀 ● 不符合其他亞型的準則
殘餘型 （residual）	● 沒有明顯的精神分裂症正性症狀 ● 持續的證據指出該障礙（如，負性症狀、變得輕微的正性症狀）

註：本表改寫自 DSM-IV。

想型精神分裂症（paranoid schizophrenia）比起其他亞型，比較
容易在生命較後期的時候發生，而且比較沒那麼嚴重；而混亂型
（disorganized subtype）則比較容易在生命的早期發生、病程比
較潛伏且持續，而且病情通常是最嚴重的（American Psychiatric
Association, 1994）。

妄想型的主要特徵是內心預先有妄想的成見或經常出現的聽
幻覺，但沒有出現其他的精神分裂病症狀（如，混亂的言談、混
亂的或僵直的行為、負性症狀）或至少是不突出的。相反的，混
亂型必須有混亂的言談和行為，還有平淡或不適當的情感。妄
想、幻覺與僵直症（catatonia）都沒有出現或者只是片段出現而
已。僵直型的根本特徵是有某種顯著的心理動作障礙，不管是不
是有其他的精神分裂病症狀。如果臨床上的表現模樣主要是以下
至少兩項的症狀：全身僵直（catalepsy）或木僵（stupor）、過度
的無目的動作、極端的消極對抗或緘默、特殊的自主動作〔如，
作態行為（posturing）、刻板行為（stereotypy）、怪癖行為
（mannerisms）、扮鬼臉症（grimacing）〕，以及回音症
（echolalia；重複另一人的言談）或動作仿同症（echopraxia；重
複另一人的動作），那麼就可以做出此亞型的診斷。在未分化型
方面，至少要有兩項或兩項以上的精神分裂症的特徵症狀，但不
符合妄想型、混亂型與僵直型等亞型的診斷準則。最後，在殘餘
型，過去至少有過一次精神分裂症發作，並且有此障礙持續發生
的證據。例如，可能有負性症狀或是兩項或兩項以上已經減弱的
正性症狀（如，不尋常但非妄想的信念、古怪的知覺經驗）。可
是，殘餘型並沒有突出的妄想、幻覺、混亂言談，或是混亂或僵
直的行為。

許多屬於精神病的相關疾病（將在第四章裡介紹）都能受益

於與精神分裂症病人有關的團體治療。這些相關的疾病列在表
1-3 裡，並註明了各疾病的一些關鍵特徵。提醒讀者，對所有這
些疾病來說，其特徵都不是因為物質使用或其他醫學病情所導致
的生理效應。

　　類精神分裂症相似於精神分裂症，但障礙的持續期間只有一
到六個月之間。此外，此疾病不一定要有失去社會或職業功能。
在分裂情感性疾患（schizoaffective disorder），必須在一段長期
的時間裡，精神分裂病症狀與某種情感症狀發作共同存在。可
是，必須在此一時期之前或之後至少兩週以上的時間裡，只有妄
想或幻覺但沒有情感症狀的證據。最後，有關妄想性疾患，非怪
異的妄想必須在沒有突出之情感症狀發作或其他精神分裂症的典

8

表 1-3　與精神分裂症相關的病情　　　　　　　　　　　　　7

疾病	關鍵特徵
類精神分裂症（schizophreniform disorder）	● 與精神分裂症相似的診斷準則，但障礙持續一到六個月之間 ● 並不一定失去社會或職業功能
分裂情感性疾患（schizoaffective disorder）	● 在某次疾病發作而未被阻斷的期間裡，有著與精神分裂病症狀共同存在一段實質期間的重鬱發作、躁症發作或混合發作 ● 同樣在這個時期裡，妄想或幻覺在沒有情感症狀之下至少存在兩週以上
妄想型疾患（delusional disorder）	● 非怪異的妄想出現至少一個月以上，但沒有突出的情感性發作或是過去有精神分裂症典型症狀的紀錄 ● 功能並沒有明顯受損，行為也沒有明顯的怪異

註：本表改寫自 DSM-IV。

型症狀之下，出現持續至少一個月。此外，功能上沒有明顯受
損，行為上也沒有明顯的奇特或古怪。

治療方面的議題

　　精神分裂症是一種帶有生理層面、心理層面與社會層面之病
因和影響的疾病（Africa & Schwartz, 1992; Kaplan & Sadock,
1989）。因此，在形成這類病人的治療計畫時，必須納入考慮生
物醫學層面以及心理社會層面的作法。而遵循生理心理社會觀點
（biopsychosocial perspective）便成為大多數精神科疾病的基本治
療架構（Engel, 1980）。

　　生物醫學層面的考量包括仔細注意精神分裂症病人的身體與
營養狀態，他們其中有許多都是健康狀態不良，並且有自我照顧
方面的問題。此外，抗精神病藥物能有效減緩症狀，而使多數病
人得以在社區接受治療、能降低疾病復發率（relapse）和再住院
率，並且能廣泛改善罹病的後果。不巧，這些有效藥物也有急性
副作用，像是鎮靜作用（sedation）、血壓過低、錐體外症狀
（extrapyramidal symptoms）、肌肉張力不足（dystonia）、抗乙
醯膽鹼效應（anticholinergic effects），以及潛在上相當危險的神
經抑制惡性症候群（neuroleptic malignant syndrome）。更為長期
的話，有些病人可能會出現遲發性運動不能（tardive dyski-
nesia）。因此，許多病人看到藥丸形式的藥物就會拒絕規律服
藥，那麼他們就變成使用長效針劑的候選人。多數病人在他們大
半的生命裡需要服用抗精神病藥物，而且這些藥物被一些臨床工
作者視為主要的治療介入。可是，並非所有精神分裂症病人只要

9

透過藥物就可達到最佳的穩定狀態，有些病人拒絕服藥或是出現令其衰弱的副作用，像是遲發性運動不能，而減少服藥。因此，也必須採用心理社會層面的作法，以幫助這些病人獲得最大的治療效益。

　　心理社會層面的介入包括長期的諮商和支持；個別形式、團體形式和家庭形式的治療；娛樂和職能治療；以及與基本功能有關的社會服務，像是就職、教育、財務、居家及自我照顧等。這些心理社會層面的策略不只是支持性與教育性的，而且還能幫助病人改善與其他人的關係以及對精神病經驗的應對（Breier & Strauss, 1983; Cohen & Berk, 1985; Corrigan & Storzbach, 1993; Dobson et al., 1995; Falloon & Talbot, 1981; Kanas & Barr, 1984）。治療方案裡，心理社會層面的介入可以在住院病房或門診裡進行，像是從醫院病房和日間治療中心到臨床工作者個人辦公室和心靈健康診所都可以。

　　一項完整的生理心理社會治療取向提高了病人的順從性（compliance），也改善了病人的預後（prognosis）。對於這一種在歷史上的長期追蹤下並未有超過一半的病人展現出臨床上的實質改善的疾病來說，這點便顯得非常重要（Hegarty et al., 1994）。許多其他的因素改善了此類疾病的預後，包括良好的病前適應；屬於急性發作，尤其是有促發事件的話；較大年齡時才發作；有相關的情緒障礙；在每次發作之間的間隔時期裡表現出良好的功能；以及神經學狀態正常（American Psychiatric Association, 1994）。

◯ 團體治療對精神分裂症的作用

　　根據生理心理社會觀點，團體治療應該納入作為心理社會層面的其中一項作法。在團體治療裡，病人之所以有改變，是因為他們在團體裡與其他病人和一位以上受過訓練的治療師互動的結果。治療的效果包括症狀減緩，以及內心和人際層面的問題獲得解決（Kanas, 1992）。此種治療形式已被運用到病房與門診的各種精神疾病上，並且一般是有用且符合成本效益的。

　　了解了精神分裂症的特徵，那麼團體治療似乎便是一種適當的治療方式。這些病人受苦於各種十分令人困擾且衰弱的症狀，像是妄想、幻覺、混亂的言談、混亂或僵直的行為，以及許多的負性症狀。任何幫助他們學到如何因應症狀的治療取向，比較能夠長期地幫助他們減緩生病後的苦楚。此外，在沒有急性精神病症狀的前驅期和殘餘期裡，這些病人同樣也會有內心的苦惱。團體經驗給了他們支持，並幫助他們學到一些能夠減緩壓力、釋放精神緊張並考驗真實性的方法，他們因此會發現自己又回到先前比較積極的狀態裡。最後，精神分裂症病人很容易就變成無法與其他人建立良好連結的孤獨者。因為團體治療本質上就是一種人際的治療形式，正好提供一個時空，讓病人與有著相似問題的人們一起談論關係方面的議題，這對他們相當具有啟發性。此外，與其他團體成員互動的過程裡，病人也練習了一些可以類推運用到團體外之人際情境的社交技巧。因此，人際問題獲得兩方面的處理：透過討論以及透過團體經驗本身的歷程。

　　因此，好幾項理由說明了為什麼團體治療可能對精神分裂症

10

病人有用。但是，實際上有用嗎？如果有用，什麼樣的作法最有
效呢？是否哪一種作法是有傷害性的？我將在下一章回答這些疑
問。

參考文獻

Africa B, Schwartz SR: Schizophrenic disorders, in Review of General Psychiatry, 3rd Edition. Edited by Goldman HH. Norwalk, CT, Appleton & Lange, 1992, pp 198–214

American Psychiatric Association: Schizophrenia and other psychotic disorders, in Diagnostic and Statistical Manual of Mental Disorders, 4th Edition. Washington, DC, American Psychiatric Association, 1994, pp 273–315

Bellak L (ed): Schizophrenia: A Review of the Syndrome. New York, Logos Press, 1958

Breier A, Strauss JS: Self-control in psychotic disorders. Arch Gen Psychiatry 40:1141–1145, 1983

Cohen CI, Berk LA: Personal coping styles of schizophrenic outpatients. Hosp Community Psychiatry 36:407–410, 1985

Corrigan PW, Storzbach DM: Behavioral interventions for alleviating psychotic symptoms. Hosp Community Psychiatry 44:341–347, 1993

Dobson DJG, McDougall G, Busheikin J, et al: Effects of social skills training and social milieu treatment on symptoms of schizophrenia. Psychiatric Services 46:376–380, 1995

Engel GL: The clinical application of the biopsychosocial model. Am J Psychiatry 137:535–544, 1980

Falloon IRH, Talbot RE: Persistent auditory hallucinations: coping mechanisms and implications for management. Psychol Med 11:329–339, 1981

Goldman HH (ed): Review of General Psychiatry, 3rd Edition. Norwalk, CT, Appleton & Lange, 1992

Hegarty JD, Baldessarini RJ, Tohen M, et al: One hundred years of schizophrenia: a meta-analysis of the outcome literature. Am J Psychiatry 151:1409–1416, 1994

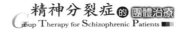
Kanas N: Group psychotherapy, in Review of General Psychiatry, 3rd Edition. Edited by Goldman HH. Norwalk, CT, Appleton & Lange, 1992, pp 417–423

Kanas N, Barr MA: Self-control of psychotic productions in schizophrenics. Arch Gen Psychiatry 41:919–920, 1984

Kaplan HI, Sadock BJ (eds): Comprehensive Textbook of Psychiatry, 5th Edition. Baltimore, MD, Williams & Wilkins, 1989

Szymanski S, Lieberman JA, Alvir JM, et al: Gender differences in onset of illness, treatment response, course, and biological indexes in first-episode schizophrenic patients. Am J Psychiatry 152:698–703, 1995

World Health Organization: The ICD-10 Classification of Mental and Behavioural Disorders. Geneva, Switzerland, World Health Organization, 1992

第 2 章

歷史議題

採用治療團體來幫助精神分裂症病人，已有七十年以上的歷 13
史。有關治療團體的已出版臨床報告多屬於描述性質（descrip-
tive），作者們樂觀地討論團體治療對精神病患者的益處。在一
項較客觀的研究方法裡，控制性研究也倡導團體治療在精神分裂
症病人身上的運用。尤其自從 1950 年代開始，即 phenothiazines
（譯註：為抗精神病藥物類別中的一類，屬於傳統型的抗精神藥
物，早期的抗精神病藥產品多屬此類）開始在臨床上使用之時，
此實證性工作也證實了，團體治療是這些病人所接受的抗精神病
藥物之外一項有用的輔助療法，而且在許多案例上是優於個別治
療的。本章將會回顧此軼事般且實證性的工作。

臨床報告

因為臨床報告行之多年，方法與設備（settings）有了極大的

變更。許多因素促成了此一變化,包括對心理治療技術的偏好有了改變、對於心理健康照護服務有了不同的哲學觀,以及抗精神病藥物的問世(Engel, 1980; Hegarty et al., 1994)。精神分裂症病人接受治療的環境設施,從慢性長期的州立機構到一般醫院快速出入院的急性照護病房,以及從綜合性日間治療中心到門診診所和私人執業辦公室都有。此外,分類疾病的診斷系統也有改變,從早期使用早發性失智(dementia praecox)的時代來到以心理動力描述為基礎的診斷方式,最後來到我們現今所採用比較描述性和現象學取向的分類系統(American Psychiatric Association, 1994; World Health Organization, 1992)。基於這些所有的理由,實在難以對各個報告進行比較。不過,綜合來說,這些報告都代表了治療師們如何以團體的方式來治療精神分裂症病人的迷人景象,這也為第三章所探討的理論議題奠定了基礎。

14

■ 早期景象

第一位描述如何運用團體技術治療精神分裂症患者的人是Lazell(1921)。他相信治療的目標包括:針對該疾病的各個層面以及心靈的基本發展來衛教病人、將本能需求(instinctive demands)導引至正常管道,以及改善社會適應。他的作法裡運用了心理動力學概念和教育技術,一般是採講授的方式。相關的話題包括對死亡的懼怕、有關幻覺及妄想的解釋、利己主義(self-love)、卑劣感及其原因,以及各種有關性的議題。他提倡同質作法(homogeneous approach):「只有那些呈現出相同的根本問題並且是以同樣方法來解決其困難的病人,才能夠被納入同一個團體。」(頁170)他羅列出其團體模式的數項好處:病人有較多的社交表現、比較不害怕治療師、先前難以接近的病人變得

能夠聽到及記住許多訊息、在幾次治療之後會正面回應並討論課程，以及機構化的負面效應受到反擊。雖然有些病人因為某些部分遭到面質而暫時惡化，但 Lazell 相信長期來看他的方法仍是具有建設性的。他在早發性失智症（例如精神分裂症）病人的治療上扮演了某種前觸動角色（proactive role）：

> 精神病機構現在大多致力於收容照護、水療等，是應該要轉變成適合指導這些病人的機構了……社會虧欠這些病人，因為他們不被允許滯留在消沈的心智裡，也因為他們多數人可能因此方法而被提升到某種足夠高的水準而具有社區經濟價值，或是因此方法重新回到積極的生活，即便是在一個比較低階的生活層級裡。（頁 179）

15

　　Marsh（1933）後來也描述了麻薩諸塞州烏斯特州立醫院（Worcester State Hospital）的一項治療計畫，其中精神病患者參與了該課程和各種治療性的團體活動，包括靈性音樂、當前事件的討論、職能治療，以及談及有關醫院、有關症狀和有關病人進步情形之話題的談論式團體。計畫也包含了適合醫護人員、學生、病人親屬以及社區的團體活動。他將精神科醫院看成是「明顯是一種教育性—社會性—產業性的社區（an educational-social-industrial community）」（頁 416）。他說「精神科病人容易接受團體療法的影響」（頁 415），而且他還相信「研究精神醫學的醫師應該要有廣泛的社會訓練，並且能夠以團體的方式來對待病人」（頁 415）。

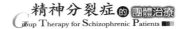

■ 心理分析取向的茁壯

　　雖然許多作者開始運用心理分析團體技術來進行實驗，但主要還是針對非精神病的患者（Burrow, 1927; Wender, 1936）。這裡有個例外，就是 Schilder（1939），他在每週一或兩次的門診團體裡一起治療精神官能症與精神病患者。他運用許多古典心理分析的原則與技術，包括有關早年嬰兒期材料和性發展的討論、夢的解析、領悟、自由聯想、探索潛意識和移情解析。Schilder認為，團體相當有價值之處在於幫助「病人們在訝異之中了解到那些似乎會將他們隔絕開來的諸多想法，對他們所有人來說都是很常見的」（頁91）。在會談過四十九位接受他團體治療的病人的結果之後，他分類出其中五位是精神分裂症。這五位當中，有三位是沒有改變，一位表現出有些微改善，而一位則是完全復原。

　　第二次世界大戰後，Semrad（1948）及其同事在波士頓州立醫院開始將心理分析技術運用在精神病患者的團體治療上。Semrad 認為團體有助於病人調整他們的態度，以便更了解個人的問題以及更自發地參與生活。他將治療師視為觸媒劑，運用來自團體成員的線索，而「給出評論、傾聽、微笑，以及做出任何有助於維持自由及輕鬆對談的事情」（頁109）。宣洩（catharsis）與團體凝聚（group unity）被視為有助益的療效因子，病人與病人之間針對個人問題給予的忠告也受到歡迎。他這樣描述團體工作：「病人們針對這些情緒問題進行內省、相互批評與疏通（work through）。在此之後，他們才會試圖處理比較實際的議題，也就是在他們未來生活裡非常重要的部分。」（頁109）

　　在後續一份由Standish和Semrad（1951）提出的文章裡，其

16

中提到一個團體，每週進行二或三次，每次一小時。雖然他們最多可以容納十五位病人，但偏好十或十一位。他們分辨出團體發展有四個階段，各階段的特徵為：(1)發現彼此都對院方感到反感，使得團體變得凝聚；(2)表達出承載著焦慮的精神病性資料；(3)情緒問題的內省與疏通；以及(4)有關結束的議題（如，討論出院後的未來計畫）。這些作者都是其中首先清楚闡明凝聚力在精神病患者團體裡的價值。

　　我們覺得「不良的」（poor）團體就是有許多的混亂和失序，以及大量的間接語言……另一方面，「良好的」（good）的團體普遍有著凝聚感，或是在注意到一部分的個別成員和至少是少數成員的參與與興趣之下一起工作。（頁147）

　　團體的抗拒被看成源自於病人與治療師之間的當下關係，其特徵為帶有敵意的行動、加重的防衛、退化，以及討論裡的中斷。整體來說，作者們相信他們的團體作法是有助益的，他們根據一百六十五位病人（其中52%是精神分裂症）的調查結果做出報告，這些病人分別在十二個不同的團體裡接受治療，結果指出，大約有慢性病人兩倍的急性病人們有了足夠的改善而開始嘗試回家住宿。

　　1947年，紐約市布魯克林州立醫院的精神科醫師群開始採用住院及門診病人治療團體來治療精神分裂症病人。這些團體每週見面一次，每次通常是九十分鐘，採用心理分析取向（Lawton, 1951; Pinney, 1956）。治療師群一般來說是被動的，允許病人們去分析他們自己的問題。有時候，他們也做移情的解析。病人們被鼓勵要彼此幫助，以領悟其深層的衝突。經常被討論的話題包

17

括過度保護的父母親、罪惡感、性方面的問題,以及情緒上的騷動。雖然團體被認為有用,但有些成員卻對其他成員有著危險的敵意,而且妄想型的病人有時候會將治療師的評論併入他們的妄想系統裡而遠離團體。

■ 1950 年代到 1960 年代

雖然心理分析團體持續被運用在精神分裂症病人身上,其他的作法在 1950 年代和 1960 年代也獲得提倡。Klapman(1950, 1951)回溯到 Lazell(1921)和 Marsh(1933)的年代,而提出一種教導式團體(didactic group),其中涉及到講授和回家作業。此外,他強烈倡導課本的使用。除了教育上的明顯益處,課本也具有心理層面上的助益:「課文具有刺激的功用,喚起病人的反應及回應,通常會刺激出更深層資料的出現和相關的宣洩。」(Klapman, 1950: 41)他的方法鼓勵病人們彼此互動並討論感興趣的話題,他會允許他認為值得進行的討論。參與其團體三個月的病人在 Bell 適應問卷(Bell Adjustment Inventory)與羅夏克墨漬測驗(Rorschach)上呈現出改善(Klapman, 1951)。

Frank(1955)在討論住院病人(其中有許多是精神分裂症)的團體治療時採用了不同的觀點。他說:

心理治療的目標是提供有助於病人解決其衝突的新的人際影響力、對於自己與他人的關係形成更為正確的圖象,並因此能夠採用更合適的行為方式來對待他人。當病人開始有一些成功面對他人的經驗時,就會增強新的行為方式;因此,如果一切順利,不良的行為模式就會漸漸衰弱,比較成功的行為則獲得強化。(頁2)

　　針對此一強烈的人際取向，Frank 將團體治療視為一種有價　　18
值的治療模式。他說：

　　　一項治療性團體活動的任務就是一種促進成員間歸屬感的重要
　　手段。透過賦予成員們一項共同焦點而得以連結彼此，並且透過提
　　供一種工具讓成員們得以如此做，團體便能夠做到這點。（頁 5）

　　他稱此種歸屬感為「團體凝聚力」（group cohesiveness），
將這點視為一項應該受到治療師強烈鼓勵的主要療效因子。藉由
主動將團體維持在任務上、促進病人交流，以及鼓舞建設性的互
動，可以達成這點。他認為住院病人的團體治療師必須將團體的
張力維持在「界線內」（within bounds），並認為精神分裂症病
人在親密的情緒接觸（close emotional contact）上特別脆弱。因
此，治療師應該小心防止團體裡的刺激過於強烈，他相信強調領
悟（insight）的非指導取向會造成精神病患者無法忍受的焦慮，
因此實際上可能會阻礙他們的進展。

　　Beard 等人（1958）描述了活動性團體治療（activity group
therapy）在長期退化之精神分裂症住院病人身上的運用情形。這
些團體是由四到五位成員組成，治療師在開始參與之前要努力建
立與每一位病人之間充滿支持的關係。活動從準備解決黑板上的
算術題到踢球遊戲等等都有。雖然在團體的初始階段，少有病人
與病人之間的互動，卻可以愈來愈常看見持續參與的成員開始幫
助新加入的人。作者們相信在減少社會隔絕、改善出院的機會，
以及降低參與團體的成員的再住院率等方面，他們的作法是成功
的。

　　Slavson（1961）採取的觀點是，「要揭露潛意識驅力以及承

載情感之記憶和經驗的心理治療，通常最不適合邊緣型的、潛在的或急性的精神分裂症病人」（頁27）；他指出因為這些病人的自我（ego）很虛弱、他們的防衛也不堪一擊，所以領悟取向的團體治療可能是有害且危險的。相反的，他提倡精神分裂症病人進行支持性、現實傾向的討論。隨著患者的病情有所緩解，他推論病人們將能夠從「因著小團體裡所發生之自在、親密與共享而增長的連結」（頁27）裡獲益。

19

　　相反的，Alikakos（1965）提倡將分析式、領悟取向的團體運用在住過院的精神分裂症病人身上。他相信移情反應不會比個別治療裡來得強烈，病人與治療師會有一個比較自在的關係。他的作法是長期導向的，包括了支持、提升真實性考驗能力，以及逐漸增加的社會化經驗。這些特徵可能會稀釋掉Slavson（1961）所憂慮揭露技術（uncovering techniques）可能有的自我瓦解性質（ego-disruptive qualities）。

　　最後，Horowitz與Weisberg（1966）提到指導性技術（directive techniques）在建設性地架構出精神分裂症住院病人治療團體的團體環境上的運用價值。他們預想出「治療的三個基本目標：(1)建立及維持團體凝聚力；(2)建立團體與個別成員的有意義參與；以及(3)不鼓勵病人自我傷害性的反應及行為」（頁43）。為了達成這些目標，他們提倡那些採用「積極性、主動性，甚至超凡性和操弄性的度量標準來緩和急性精神病之脫離常軌、混亂及焦慮」（頁48）的技術。這些技術有一些是將病人所做的離題評論重述成連貫一致的內容、將激動或好支配的成員與討論隔離開來、做出暫時性或結束性的摘要、運用團體壓力來鼓舞退縮病人參與，以及為成員建立適度可達成的目標。有時候，非語言技術也會被使用，像是治療師的姿勢、眼神凝視的方向、臉部表情，

以及聲音的抑揚頓挫。雖然作者們憂心他們的有些技巧過於威權且鼓舞了依賴，但他們也認為在了解的氛圍下彈性運用這些技巧，似乎有所作用。

■ 近代情景

　　過去二十年期間，許多出版的文章描述了以治療團體來治療精神分裂症病人的方法。這些文章大多數屬於先前討論過的諸多作法的延伸；基於此，本書僅只是摘述這些文章。其他的文章之所以被提及，是因為它們提出了有興趣的讀者可能想要探求的新技術或原則。目前有關主要理論模型的代表性範例，在第三章有更長篇幅的討論。

　　有些作者也運用了以教導性議題（didactic issues）為焦點的教育性取向。這些作法大多數是由與成員疾病各面向有關的課程所組成（如，症狀或病程），然後接著是團體討論（Fenn & Dinaburg, 1981; Maxmen, 1978; Plante et al., 1988）。這些討論不僅澄清了一些教導性議題，也允許成員表達自己的感受並與其他成員互動，這對孤立隔絕的精神分裂症病人來說是非常有助益的。

　　一項較特殊的教育性取向採用了以社交技巧訓練為焦點的團體（Dobson et al., 1995; Douglas & Mueser, 1990; Hierholzer & Liberman, 1986），這些團體可被用來當作一項包含個別諮商及獨立生活服務之完整復健方案的一部分。雖然團體的目的在於改善病人的社交技巧，但基本風格仍是教育性的：「每次的訓練課程好像是一種比傳統治療環境更為豐富的課堂環境，治療師會運用視覺輔助物（如，列出各項技巧的海報）以及以系統化的格式來教授技巧。」（Douglas & Mueser, 1990: 528）這些團體使用的技巧包括問題辨識、達成清楚定義的目標、角色扮演，以及每次

20

團體之間的家庭作業。這些團體對於長期療癒環境裡的慢性病人的幫助，要比短期療癒環境裡的急性發作病人來得多（Dobson et al., 1995; Geczy & Sultenfuss, 1995）。

其他的作者們擴充了心理動力取向，以便將當前心理分析的各種概念運用到精神分裂症病人的治療團體。有關這些概念的例子包括客體關係理論（Kibel, 1981, 1987, 1991; Milders, 1994; Takahashi & Washington, 1991）與自體心理學（Josephs & Juman, 1985）。其他的心理動力學分支還包括團體分析（group analysis; Chazan, 1993; Sandison, 1991, 1994）、視團體為一整體的原則（group-as-a-whole principles; Malawista & Malawista, 1988），以及源自 Wilfred Bion 的理論的一些想法（Johnson et al., 1986; Kapur, 1993）。由於惦記著強烈的焦慮和情感對於精神病患者脆弱的自我（ego）是危險的，於是有些治療師合併運用各種的技術，以便將以領悟、揭露為主的作法可能有的問題減到最小。有關這些技術的例子包括自由地運用支持性的評論，以及構築團體歷程有助於促進團體目標的主動、指導性方式。

21

人際取向的方法也被提出（Kahn, 1984; Yalom, 1983; Yehoshua et al., 1985）。如前所述，焦點同樣在於改善精神分裂症病人的能力，以便更能與其他人建立連結而在日常生活上比較不那麼孤立。團體被視為成員們練習和改善其互動技巧的一種途徑。此外，許多人際取向的治療師非常強調團體凝聚力，以及評論成員們在團體裡的互動情形。特別是對於比較退化的精神分裂症病人，正式的人際練習活動用來打破人際的冰冷氣氛，也用以鼓勵病人與其他人建立更好的連結。

更特殊的作法也受到提倡。其中的例子包含運用完形概念（Serok et al., 1984）和會心技術（Sandison, 1975）的團體；以開

放式討論及情感表達為焦點的團體，不過為了要運用在精神病患者而有了特殊的修改（Gruber, 1978; Klein, 1977）；運用錄影帶於稍後播放以利病人討論的團體（Gunn, 1978）；由病人帶領但會有醫護人員進行觀察的團體，稍後這些觀察人員會在病人們面前討論他們各自的觀察心得（Gould et al., 1975）；藥物團體（Gordon et al., 1994）；依靠機構移情而不要求成員規律出席的支持性隨機邀請團體（supportive drop-in groups; Misunis et al., 1990）；使用認知缺失（Erickson, 1986）或建立人際關連之能力（Leopold, 1976）作為決定是否合適成為團體成員的團體；以及允許由成員決定自己出席頻次的彈性界線團體（flexible-bounda-ried groups; McIntosh et al., 1991）。

■ 趨勢：臨床報告

　　臨床文獻裡可以看出許多趨勢。儘管這些報告是在超過七十年以上的時間裡在不同環境所得出的，但一般來說都是正面且甚至是熱烈的。病人們都表現得很好，因為是由臨床印象（clinical impression）以及在某些狀況裡是由正式調查所決定的。許多病人非常的退化且機構化（institutionalized），他們是在 phenothia-zines 誕生之前接受團體治療。這些事實使得作者們的主張更值得注意。約有三種主要傾向，可用來描述大多數團體的特徵：教育取向、心理動力取向和人際取向。使用教育技術的作法最早被描寫出來，接著是心理動力取向，大約是在心理分析逐漸普及的時候。可是，有些作者們認為，純粹的心理動力取向對於精神分裂症病人來說可能太有壓力，於是開始在他們的技術裡納入支持（support）與結構（structure）等要素。最後，人際取向開始被引入，因為治療師們開始注意到團體成員彼此互動的價值。這三

22

種傳統傾向至今仍持續被使用，有時候則是使用更新的版本，如同第三章裡所介紹的。可是，目前許多針對精神分裂症病人的治療團體都是比較折衷派的，混合運用了這三種取向。此外，有些特殊的技術（如，回顧錄影帶以進行回饋、彈性的隨機邀請團體）也都被加入到治療師的百寶袋裡。

研究報告

　　為了更客觀評估精神分裂症患者治療團體的效用，我曾寫一篇文章回顧目前到過去臨床上開始採用抗精神病藥物年代期間的控制性研究。因為這些藥物對精神病患者有如此深厚的影響，也因為一般都認為這些藥物是精神分裂症患者的主要治療模式（Africa & Schwartz, 1992; Kaplan & Sadock, 1989），我無法想像在當今任何一種沒有採用這些藥物的方案裡使用團體治療來治療此一疾患上。因此，在我的調查裡，所有的研究都是在同時採用藥物治療的背景下來評估團體治療。

　　此一回顧工作涵蓋了四十年以上的期間，從 1950 年到 1991 年，正是我在 1980 年代中期所做的一項較早調查的延伸（Kanas, 1986a）。有趣的是，此延伸僅只是為原本的四十三篇研究另外增添了三篇研究（全都是門診病人）。若要被納入在該項回顧裡，研究必須符合下面的標準：(1)比較了至少一項的團體治療組與一個可匹敵的控制組，像是病房的自由時間、個別治療，或一些其他的團體活動；(2)清楚指出接受評估的人裡面有一半以上是精神分裂症，或是在統計上淨化出（partial out）團體對精神分裂症病人的影響；(3)主要的成果量數（measure of outcome）裡至少

23

有一項以上是在探討團體治療的效益；以及⑷該篇研究有以團體
次數或一些時間單位（如數週或數月）描述了治療的持續期間
（duration）。最後總共有四十六篇研究符合這些標準；其中，
有三十三篇研究與住院病人團體有關，而有十三項研究與門診病
人有關。

　　因為這些研究橫跨如此長的期間，採用的診斷標準於是有了
一些改變。例如，少數較早的報告使用 DSM 第一版（American
Psychiatric Association, 1952），而稍後的有些研究則使用 DSM-
Ⅱ（American Psychiatric Association, 1968）、DSM-Ⅲ（American
Psychiatric Association, 1980），或 DSM-Ⅲ-R（American Psychia-
tric Association, 1987）。其他的研究則採用不同的疾病診斷分類
系統，或是沒有明確說明使用什麼樣的標準來建立精神分裂症的
診斷。此外，治療的硬體環境也有所不同，雖然所有方案都包含
抗精神病藥物治療在內。各篇研究文獻對於特定的團體治療技術
的描述有著不同程度的完整性，但總是輕易就看出該團體主要的
臨床傾向。

　　在方法學上，各篇研究使用不同的成果量數，從出院和再住
院率到有關症狀和獲得改善之社交技巧的量數都有。同樣的，在
統計學計量（statistical metrics）上也有很大的差別，甚至在某些
研究裡是完全不一樣。這使得我們難以運用後設分析技術（meta-
analytic techniques; Kanas, 1986a, 1986b）。可是，在所有入選的
研究裡，實驗組與控制組之間的統計顯著水準大多有被提到或是
可以從資料中計算而得，這就成為我的分析工作的基礎。每一篇
研究被當成一個單位，然後根據是否支持「團體治療顯著優於、
等同於，或顯著差於非團體治療之控制組」的結論來加以分類。

　　這些研究的評估是從研究是針對住院病人還是門診病人的角

24   度來進行的。這些研究也依據團體的持續時間來進行歸類：長期
（37 次以上）、中長期（18-36 次）和短期的（17 次或更少）。
有關住院病人的研究，這些團體次數一般是分別對應為平均三個
月以上、六週到三個月，和少於六週。但這一點在門診就相當混
淆了，因為團體的持續時間（9-220 次）與頻率（每週 1 次到每
月 1 次）等的範圍都相當廣。雖然有一半以上的團體符合少於三
十七次的標準（被歸為短到中的範疇），但這些當中有好幾個團
體採用少見的會面頻率（如每月 1 次），因此持續三個月以上，
於是被歸類在長期的團體。為了與住院病人團體一致，我採用團
體次數而非經歷的時間，當作門診病人治療期間的最佳指標。

我也對評估各團體之臨床傾向的相對效益相當感興趣。在一
項較早期的研究裡，我曾下結論認為，領悟取向團體治療對精神
分裂症病人可能有害（Kanas et al., 1980），不過我仍很有興致去
檢視其他人的發現。結果，在四十六篇研究裡的五十七個治療團
體全都被歸於三種臨床類別裡的其中一種，我摘述於表 2-1。每
一個團體都代表某一特定的類別，然後依據是否顯著優於、等同
於、還是顯著地差於其對照之非團體治療之控制組，來進行分
類。這樣使我們得以評估三種臨床取向的整體益處。

■ 精神分裂症病人團體治療的效益

表 2-2 摘述了精神分裂症病人團體治療的效益，所依據的是
有多少數量的研究分別指出了該團體模式是顯著優於、等同於或
顯著差於非團體治療的控制組。如你所見，有 67% 的住院病人治
療團體研究發現，團體治療顯著優於非團體治療的控制組。有趣
的是，其中兩項研究（Kanas et al., 1980; Pattison et al., 1967）做
出結論認為，團體治療組的病人明顯比非團體治療的控制組病人

表 2-1　控制性研究調查中治療團體的臨床分類　　25

治療團體	目標	有關技術的範例
領悟取向	透過針對發展及心理動力議題的探索，改善自我了解	揭露、移情解析
互動取向	改善病人能夠與其他人形成更好連結的能力	討論人際問題與解決之道，評論團體期間成員的互動
其他／未詳述	以上兩者皆非，或不確知主要的技術	完形傾向、心理教育傾向、行為學傾向、活動傾向

表 2-2　團體治療對精神分裂症病人的效益：控制性研究的數量與百分比

對照	住院病人		門診病人		加　總	
	數量	%	數量	%	數量	%
團體治療顯著優於非團體治療	22	67	10	77	32	70
團體治療與非團體治療之間無差異	9	27	3	23	12	26
團體治療顯著差於非團體治療	2	6	0	0	2	4
加總	33	100	13	100	46	100

來得差，由此說明了任一有效的治療可能是有傷害也有幫助的。　26
長期的團體有某種未達統計顯著的傾向：分別與中長期團體研究
的 60%，以及短期團體研究的 56% 相比之下，79% 的長期研究認
為團體治療組的效益優於非團體組（Kanas, 1986a）。

　　在門診環境裡，77% 的研究偏好認為團體治療組的效益優於
控制組。其中有四項研究在進行比較後，發現團體治療至少和個
別治療一樣有效或更為有效。這似乎不是團體次數和效益之間的
關係（可能是因為十三項研究裡有太多是正向的結果）。回顧有

關團體的描述後發現，比起住院病人團體，門診病人團體在會面的頻率上較不頻繁、有較多的成員、在診斷上較為異質。病人們似乎很肯定他們的經驗具有價值，出席率非常高，有時達到 95% 或更高（Alden et al., 1979; Donlon et al., 1973）。

整體來說，70%的研究偏向支持團體治療的效益。住院病人團體（尤其是那些屬於長期的）和門診病人團體在成功率上並無太大差異。因此，此次的文獻回顧一般是支持在聯合抗精神病藥物的狀況下使用團體治療時，團體治療對精神分裂症病人的效益。

■ 臨床取向的影響

表 2-3 列出比對照之團體治療控制組更為優秀的團體數量，所根據的是每一個團體主要的臨床工作取向是領悟取向、互動取向，還是其他／未詳述的（操作定義請參見表 2-1）。在住院環境，只有30%的領悟類團體明顯較佳，互動類是 76%，而其他／未詳述類的團體則是 53%。經過 Fisher's 精準考驗（exact test），領悟類與互動類在比例上達到統計學上的顯著差異。在門診環境，有相似但未達統計學上顯著性的傾向。整體來說，比起互動類團體（78%）或是其他／未詳述類團體（59%），只有少數的領悟類團體優於對照的控制組團體（33%）。同樣的，領悟類與互動類之間的差異達到統計學上的顯著性。

這三項研究直接比較了領悟類與互動類的團體。其中一項研究（Coons, 1957）發現互動取向明顯較佳，但其他兩項研究（Roback, 1972; Semon & Goldstein, 1957）發現兩者間並沒有顯著差別。另外三項研究下結論認為，他們的領悟類團體產生比其他類團體或非團體治療控制組更糟的結果（Kanas et al., 1980;

表 2-3　控制性研究裡治療團體臨床分類對精神分裂症病人之治療
　　　　團體效益的影響：指出顯著優於對照之非團體治療控制組
　　　　的團體比例及百分比

環境	領悟類		互動類		其他／未詳述類	
	比例（P）	%	比例（P）	%	比例（P）	%
住院病人	3/10	30*	13/17	76*	9/17	53
門診病人	1/2	50	5/6	83	4/5	80
加總	4/12	33**	18/23	78**	13/22	59

* P<.0402，雙尾，Fisher's 精準考驗。
** P<.0135，雙尾，Fisher's 精準考驗。

MacDonald et al., 1964; Pattison et al., 1967）。特別註明一下，這
些團體都是在住院病房裡進行的，因此，這些發現倒是與其他認
為領悟性、揭露性治療取向對精神分裂症病人可能有害的報告是
一致的（Drake & Sederer, 1986; Geczy & Sultenfuss, 1995;
Strassberg et al., 1975; Weiner, 1984）。

■ 趨勢：研究報告

　　研究文獻裡出現許多趨勢。團體治療對於住院病人和門診的
精神分裂症病人是有效的。回顧過去的文獻，70%發現此種治療
模式明顯優於非團體治療控制組，而團體治療對於此一比較所納
入的門診精神分裂症病人來說，是和個別治療一樣或更為有效。
有種趨向顯示，長期住院病人團體比短期或中短期團體更有效
益。強調揭露及心理動力議題的領悟取向，對於精神分裂症病人
來說，明顯沒有比以關係及人際問題為焦點的互動取向有效。因
此，領悟取向技術對於團體裡一些精神分裂症住院病人來說，是
有傷害性的。對這些病人來說，讓他們留在病房裡自由活動，要

28

優於安排他們參加對其脆弱的自我來說過於刺激的治療活動。

參考文獻

Africa B, Schwartz SR: Schizophrenic disorders, in Review of General Psychiatry, 3rd Edition. Edited by Goldman HH. Norwalk, CT, Appleton & Lange, 1992, pp 198–214

Alden AR, Weddington WW Jr, Jacobson C, et al: Group aftercare for chronic schizophrenia. J Clin Psychiatry 40:6–12, 1979

Alikakos LC: Analytical group treatment of the post-hospital schizophrenic. Int J Group Psychother 15:492–504, 1965

American Psychiatric Association: Diagnostic and Statistical Manual: Mental Disorders. Washington, DC, American Psychiatric Association, 1952

American Psychiatric Association: Diagnostic and Statistical Manual of Mental Disorders, 2nd Edition. Washington, DC, American Psychiatric Association, 1968

American Psychiatric Association: Diagnostic and Statistical Manual of Mental Disorders, 3rd Edition. Washington, DC, American Psychiatric Association, 1980

American Psychiatric Association: Diagnostic and Statistical Manual of Mental Disorders, 3rd Edition, Revised. Washington, DC, American Psychiatric Association, 1987

American Psychiatric Association: Diagnostic and Statistical Manual of Mental Disorders, 4th Edition. Washington, DC, American Psychiatric Association, 1994

Beard JH, Goertzel V, Pearce AJ: The effectiveness of activity group therapy with chronically regressed adult schizophrenics. Int J Group Psychother 8:123–136, 1958

Burrow T: The group method of analysis. Psychoanal Rev 14:268–280, 1927

Chazan R: Group analytic therapy with schizophrenic outpatients. Group 17:164–178, 1993

Coons WH: Interaction and insight in group psychotherapy. Can J Psychol 11:1–8, 1957

Dobson DJG, McDougall G, Busheikin J, et al: Effects of social skills training and social milieu treatment on symptoms of schizophrenia. Psychiatric Services 46:376–380, 1995

Donlan PT, Rada RT, Knight SW: A therapeutic aftercare setting for "refractory" chronic schizophrenic patients. Am J Psychiatry 130:682–684, 1973

Douglas MS, Mueser KT: Teaching conflict resolution skills to the chronically ill. Behav Modif 14:519–547, 1990

Drake RE, Sederer LI: The adverse effects of intensive treatment of chronic schizophrenia. Compr Psychiatry 27:313–326, 1986

Engel GL: The clinical application of the biopsychosocial model. Am J Psychiatry 137:535–544, 1980

Erickson RC: Heterogeneous groups: a legitimate alternative. Group 10:21–26, 1986

Fenn HH, Dinaburg D: Didactic group psychotherapy with chronic schizophrenics. Int J Group Psychother 31:443–452, 1981

Frank JD: Group Therapy in the Mental Hospital. Washington, DC, American Psychiatric Association Mental Hospital Service, 1955

Geczy B, Sultenfuss J: Group psychotherapy on state hospital admissions wards. Int J Group Psychother 45:1–15, 1995

Gordon J, Adebakin D, Jones A: "The depot group": mutual injection of emotion in community psychiatry. Group Analysis 27:449–457, 1994

Gould E, Garrigues CS, Scheikowitz K: Interaction in hospitalized patient-led psychotherapy groups. Am J Psychother 29:383–390, 1975

Gruber LN: Group techniques for acutely psychotic inpatients. Group 2:31–39, 1978

Gunn RC: A use of videotape with inpatient therapy groups. Int J Group Psychother 28:365–370, 1978

Hegarty JD, Baldessarini RJ, Tohen M, et al: One hundred years of schizophrenia: a meta-analysis of the outcome literature. Am J Psychiatry 151:1409–1416, 1994

Hierholzer RW, Liberman RP: Successful living: a social skills and problem-solving group for the chronic mentally ill. Hosp Community Psychiatry 37:913–918, 1986

Horowitz MJ, Weisberg PS: Techniques for the group psychotherapy of acute psychosis. Int J Group Psychother 16:42–50, 1966

Johnson D, Geller J, Gordon J, et al: Group psychotherapy with schizophrenic patients: the pairing group. Int J Group Psychother 36:75–96, 1986

Josephs L, Juman L: The application of self psychology principles to long-term group therapy with schizophrenic inpatients. Group 9:21–30, 1985

Kahn EM: Group treatment interventions for schizophrenics. Int J Group Psychother 34:149–153, 1984

Kanas N: Group therapy with schizophrenics: a review of controlled studies. Int J Group Psychother 36:339–351, 1986a

Kanas N: Therapy groups with schizophrenics: response to Dr. Parloff. Int J Group Psychother 36:597–601, 1986b

Kanas N, Rogers M, Kreth E, et al: The effectiveness of group psychotherapy during the first three weeks of hospitalization: a controlled study. J Nerv Ment Dis 168:487–492, 1980

Kaplan HI, Sadock BJ: Comprehensive Textbook of Psychiatry, 5th Edition. Baltimore, MD, Williams & Wilkins, 1989

Kapur R: Measuring the effects of group interpretations with the severely mentally ill. Group Analysis 26:411–432, 1993

Kibel HD: A conceptual model for short-term inpatient group psychotherapy. Am J Psychiatry 138:74–80, 1981

Kibel HD: Inpatient group psychotherapy: where treatment philosophies converge, in The Yearbook of Psychoanalysis, Vol 2. Edited by Langs R. New York, Gardner Press, 1987, pp 94–116

Kibel HD: The therapeutic use of splitting: the role of the mother-group in therapeutic differentiation and practicing, in Psychoanalytic Group Theory and Therapy. Edited by Tuttman S. Madison, CT, International Universities Press, 1991, pp 113–132

Klapman JW: The case for didactic group psychotherapy. Diseases of the Nervous System 11:35–41, 1950

Klapman JW: Clinical practices of group psychotherapy with psychotics. Int J Group Psychother 1:22–30, 1951

Klein RH: Inpatient group psychotherapy: practical considerations and special problems. Int J Group Psychother 27:201–214, 1977

Lawton JJ: The expanding horizon of group psychotherapy in schizophrenic convalescence. Int J Group Psychother 1:218–224, 1951

Lazell EW: The group treatment of dementia praecox. Psychoanal Rev 8:168–179, 1921

Leopold HS: Selective group approaches with psychotic patients in hospital settings. Am J Psychother 30:95–102, 1976

MacDonald WS, Blochberger CW, Maynard HM: Group therapy: a comparison of patient-led and staff-led groups on an open hospital ward. Psychiatr Q 38 (suppl):290–303, 1964

Malawista KL, Malawista PL: Modified group-as-a-whole psychotherapy with chronic psychotic patients. Bull Menninger Clin 52:114–125, 1988

Marsh LC: An experiment in the group treatment of patients at the Worcester State Hospital. Ment Hygiene 17:397–416, 1933

Maxmen JS: An educative model for inpatient group therapy. Int J Group Psychother 28:321–338, 1978

McIntosh D, Stone WN, Grace M: The flexible boundaried group: format, techniques, and patients' perceptions. Int J Group Psychother 41:49–64, 1991

Milders CFA: Kernberg's object-relations theory and the group psychotherapy of psychosis. Group Analysis 27:419–432, 1994

Misunis MA, Feist BJ, Thorkelsson JG, et al: Outpatient groups for chronic psychiatric patients. Group 14:111–120, 1990

Pattison EM, Brissenden E, Wohl T: Assessing special effects of inpatient group psychotherapy. Int J Group Psychother 17:283–297, 1967

Pinney EL: Reactions of outpatient schizophrenics to group psychotherapy. Int J Group Psychother 6:147–151, 1956

Plante TG, Pinder SL, Howe D: Introducing the living with illness group: a specialized treatment for patients with chronic schizophrenic conditions. Group 12:198–204, 1988

Roback HB: Experimental comparison of outcome in insight- and non-insight-oriented therapy groups. J Consult Clin Psychol 38:411–417, 1972

Sandison R: Group therapy and drug therapy, in Group Psychotherapy and Group Function, Revised Edition. Edited by Rosenbaum M, Berger MM. New York, Basic Books, 1975, pp 608–621

Sandison R: The psychotic patient and psychotic conflict in group analysis. Group Analysis 24:73–83, 1991

Sandison R: Working with schizophrenics individually and in groups: understanding the psychotic process. Group Analysis 27:393–406, 1994

Schilder P: Results and problems of group psychotherapy in severe neuroses. Ment Hygiene 23:87–98, 1939

Semon RG, Goldstein N: The effectiveness of group psychotherapy with chronic schizophrenic patients and an evaluation of different therapeutic methods. Journal of Consulting Psychology 21:317–322, 1957

Semrad EV: Psychotherapy of the psychosis in a state hospital. Diseases of the Nervous System 9:105–111, 1948

Serok S, Rabin C, Spitz Y: Intensive Gestalt group therapy with schizophrenics. Int J Group Psychother 34:431–450, 1984

Slavson SR: Group psychotherapy and the nature of schizophrenia. Int J Group Psychother 11:3–32, 1961

Standish CT, Semrad EV: Group psychotherapy with psychotics. Journal of Psychiatric Social Work 20:143–150, 1951

Strassberg DS, Roback HB, Anchor KN, et al: Self-disclosure in group therapy with schizophrenics. Arch Gen Psychiatry 32:1259–1261, 1975

Takahashi T, Washington WP: A group-centered object relations approach to group psychotherapy with severely disturbed patients. Int J Group Psychother 41:79–96, 1991

Weiner MF: Outcome of psychoanalytically oriented group psychotherapy. Group 8:3–12, 1984

Wender L: The dynamics of group psychotherapy and its application. J Nerv Ment Dis 84:54–60, 1936

World Health Organization: The ICD-10 Classification of Mental and Behavioural Disorders. Geneva, Switzerland, World Health Organization, 1992

Yalom ID: Inpatient Group Psychotherapy. New York, Basic Books, 1983

Yehoshua R, Kellermann PF, Calev A, et al: Group psychotherapy with inpatient chronic schizophrenics. Isr J Psychiatry Relat Sci 22:185–190, 1985

第 3 章

理論議題

Rosegrant（1988）主張在執行嚴重心理疾病住院患者之治療 　33
團體時，有三種主要的理論取向：教育取向、心理動力取向和人
際取向。在第二章，我發現同樣這三種取向正好描繪從目前回溯
到 1921 年這段期間裡，精神分裂症病人團體的運用特徵。我將
在本章更詳細描述這三種取向，並各自引述一項當代的範例來說
明。接著討論這些理論取向的長弱處，之後，再從理論的角度來
介紹本書所描繪的整合性治療模式（integrative treatment mod-
el），並與前述三種取向相互對照。

教育取向

教育取向源自 Lazell（1921）和 Marsh（1933）的工作，其
臨床上的基本要素列在表 3-1。此取向著重精神分裂症的生理學
層面，認為這些病人受苦於某種帶有體質或基因上元素的重大疾

表 3-1 精神分裂症病人團體治療：教育取向

對疾病的著眼點	精神分裂症的生理學與現象學層面（如幻覺與妄想）
團體目標	幫助病人學習如何因應他們疾病的症狀，以及這些症狀造成的實際問題
有關技術的範例	課程、給予忠告、問與答時間、問題解決、角色扮演、家庭作業
時間上的焦點	當下（present）

病。此取向認為，精神分裂症病人團體治療的主要目標，都是協助他們學會一些因應策略，用來面對他們的疾病症狀（如幻覺與妄想）以及疾病所造成的日常生活問題。此取向是透過課程、治療師的忠告、問答時間、問題解決、像是角色扮演之類的團體活動，以及指派需在兩次團體之間完成的家庭作業等方式，來達到此主要目標。雖然課程後的討論使成員們得以彼此互動，但互動內容的話題通常是和先前所提及的話題有關，或是和病人的症狀及症狀的紓解有關。與潛意識、過去衝突和移情解析等有關的議題幾乎不會獲得關注。時間上的焦點在於當下，特別是當焦點與疾病的表現（manifestations）和後果（sequelae）有關的時候。

當代教育取向的提倡者是 Fenn 和 Dinaburg（1981）。他們是這麼形容他們的基本方向：「因為某種驗證過之藥物治療以及近期的研究能夠深入該疾病之生理基礎，使得該疾病（譯註：指精神分裂症）被嚴謹地放入某種醫學疾病的類別中。」（頁450）他們提出兩種用來治療精神分裂症病人的團體治療形式。第一種形式是安排四次每週一次、每次持續一小時的團體：前三十分鐘是教導，之後接著三十分鐘的討論。因為主張病人住院的主要原因是停止服用抗精神病藥物，所以他們認為團體的目標在

於「將病人自主性提到最高、提升病人的藥物知識、建立支持系統、強化治療同盟，然後鼓勵對治療的順從性（compliance）」（頁 445）。運用黑板，帶領者講授下列的主題：(1)以生理學為基礎的精神分裂症定義；(2)腦部生化與多巴胺（dopamine）假說；(3)抗精神病藥物的療效與副作用；(4)復發的特徵。此一順序在一個月後再重新來過。

第二種形式是用在病情比較穩定、正在接受藥物治療，並已接受一段較長時間醫療的病人身上。作法是安排雙週一次、每次一小時的團體，總共進行四次，每次先有三十分鐘的課程討論，然後圍個圈圈，接著討論每一位病人的藥物。帶領者在黑板上簡略記下重點，並且通常會選出討論的主題，一般來說，所選主題是以精神分裂症的現象學層面和藥物為焦點。在討論期間，帶領者會試圖「協助退縮的病人投入團體，並促進彼此同病相憐且有共同目的的感受」（頁 446）。

在上述兩種形式裡，治療師以試圖協助病人了解其疾病的專家角色出現，從醫學模型來思考精神分裂症。氛圍是講授式的，主題都是實用性的，並透過發表會的方式來介紹。使用這些治療形式的團體都接受一年以上的後續追蹤，作者們下結論認為，這些團體對這類病人帶來了正面的影響。

◐ 心理動力取向

此取向或可回溯到早期的心理分析概念，當時這些概念被 Schilder（1939）、Semrad 與其同事（Semrad, 1948; Standish & Semrad, 1951）以及 Brooklyn 州立醫院醫護人員（Lawton, 1951;

Pinney, 1956）等運用到精神分裂症病人的團體。此取向的基本想法列在表 3-2。雖未忽略此疾病的生理和社會層面，但此取向的焦點仍集中在造成適應不良行為及自我功能缺失的早期心理衝突、缺陷與阻礙上。這些易受損特質（vulnerabilities）預置了精神分裂症病人的體質，使病人們容易因為壓力、發展成熟上的挑戰或是生活的起伏變化，而發展出精神分裂症特有的病徵與症狀。這類病人的心理動力式團體的傳統目標，在於幫助他們了解長期的心理問題和不良適應行為如何干擾了他們的生活，並且透過因為參與團體而獲得的前述了解及矯正性情緒經驗，來改善他們的自我功能（ego functions）。所使用的技術包括開放地討論成員們所產生的話題、揭露重要的潛意識議題，以及移情反應的解析。時間上的焦點集中於過去，因為治療師想要幫助病人了解他們自己的疾病在其心理上有什麼樣的前行物（psychological antecedents），以便協助他們強化他們的自我功能、改善他們當前的生活。心理動力取向可能形成非常強烈的張力，所造成的焦慮可能導致病人退化（regression）或症狀惡化。基於此，有些心理動力取向的團體治療師倡導加入支持性要素和指導性技術，來幫助精神病患者承受治療風暴的侵襲。

36

表 3-2　精神分裂症病人團體治療：心理動力取向

對疾病的著眼點	精神分裂症的心理學層面
團體目標	幫助病人了解長期的心理問題和不良適應行為如何干擾他們的生活，以便減少這些問題及行為對其生活的衝擊，並改善自我功能
有關技術的範例	開放的討論、潛意識的探索、移情解析
時間上的焦點	過去

Kernberg 的客體關係模型（1976）是一個被借用到團體治療上的當代心理動力取向的例子。依據此模型，發展出精神病性格結構（psychotic character structures）的病人都無法清楚區分內在有關自體和客體的各個表徵（internal self and object representations），而造成自我界線（ego boundaries）的模糊。因此，一個彼此的連結屬於「壞的」攻擊性質的自體客體單元（a "bad" aggressively linked self-object unit[1]），目前仍未有相當程度的分化，從一個屬於「好的」愉悅性的自體客體群組（self-object constellation）裡分裂、拒絕及排擠出來。後者幫助病人以某種原始但有組織的方式與他們的環境有所連結。

Kibel（1981, 1987, 1991）也將此理論運用到團體治療。他曾　37
說：

　　因補償不全而陷入急性精神病，可被視為「良好」之自體客體群組因為受到屬於攻擊性連結的自體客體單元侵入此原欲核心（libidinal core）而出現的一種退化性再融合（regressive refusion）。整個精神病結構的這類整合不全的情形會產生一個人在經驗上的脆裂；這些自體和客體表徵的碎片的病態性融合產生了本質上屬於幻想性（fantastic）的新單元。這些新單元因為被投射到外在世界，而得以解釋了多數的症候學。（Kibel, 1981: 77）

結果，自我省思能力（self-reflective capacity）和真實性考驗能力（reality testing）都受到損害了。

---

[1] 譯註：若讀者感覺客體關係術語抽象不易體會，建議進一步閱讀 Paul Holmes 原著，謝珮玲、楊大和合譯（1998），由張老師文化出版的《客體關係與心理劇》，書內圖文並茂，讓讀者清楚明瞭客體關係理論的重要概念。

　　心理動力取向對於嚴重退化的精神病患者，建議採行最多由四位成員組成的小團體。而病情實際上沒那麼嚴重的病人，可以在六到八位成員所組成的較大團體裡進行治療。不管是前述兩類的哪一種狀況，團體環境都應該是安全且充滿支持的。

　　Kibel（1991）相信，在治療團體裡，原始的建立連結模式變得活躍，像是尋找一位滿足需求的母親形象。所形成的「母性團體」（mother-group）創造出一種滋養性的環境，幫助成員們認同團體且忍受他們自己的攻擊性投射（aggressive introjects），分裂（splitting）於是有計畫地、有組織地發生了。這使病人得重新處理並內化他們先前投射出的諸多幻想。因此，愈是支持與凝聚的團體環境，病人愈能安全地去探索他們自己本身的這些「壞的」部分。

　　　此取向的危險在於，對這些病人來說，對團體實體的凝聚與依附可能過長，使得最後難與治療分離。可是，對於功能如此嚴重受損的病人，這可能只是微小的代價而已。他們可能是一輩子都需要治療工作的協助。（頁121）

　　為了創造此種團體環境，治療師需要主動積極且指導性地協助病人們彼此互動和相互支持。

38　　　如同交響樂團的指揮，治療師必須統籌團體的走向。他必須採取主動精神來鼓勵討論，甚至偶爾要引介話題。他還必須帶入有關先前進行過的團體訊息，並且挑出這些團體裡的對話及行為的較細膩部分。（Kibel, 1991: 122）

有時候，會將團體當作一個整體（group as a whole）來進行評論，以便產生凝聚與相互性（mutuality）。不像一些其他的心理分析取向團體治療師，Kibel 的方法並不太強調領悟的重要性。相反的，透過治療師的行動，病人被鼓勵去面質每一位其他人有的扭曲（distortions）、改善他們彼此的互動，以及重新處理及內化他們先前投射出的諸多幻想。

◯ 人際取向

此取向源自於 Frank 與其同事的工作（Frank, 1955; Powdermaker & Frank, 1953）。此模型的基本特徵列在表 3-3。雖然並不反駁生理及心理因素的存在，但此取向主要著眼於精神分裂症的人際層面。病人在此取向裡被看成是社交孤立，也被認為以不良適應的方式來回應其他人。因此，本取向團體的目標都在於協助成員們變得比較沒那麼孤立，改善他們與他人建立連結的能力。這些是透過討論當前人際問題及相關處理方式來達成的。此外，治療師密切注意著團體進行期間所發生任何不恰當的互動。透過

表 3-3　精神分裂症病人團體治療：人際取向

對疾病的著眼點	精神分裂症的人際層面
團體目標	協助成員們變得比較沒那麼孤立，並且改善他們與他人建立連結的能力
有關技術的範例	人際問題的討論、鼓勵成員在團體裡互動（例如結構化活動、維持眼神接觸）、有關成員互動的此時此地解析
時間上的焦點	當下

所謂的此時此地技術（here and now）於發生時明確指出這類互動，其他的病人可和治療師共同提出一些評論，此影響是立即且充滿力道的。因此，時間上是強調當下，改變之所以發生是因為依據團體的此時此地給予了有關人際互動的回饋。不僅精神分裂症病人學到與其他人建立更好連結的方法，他們也被迫去挑戰在他們普遍的不信任感、對他人的懷疑心，以及對自己與社交孤立的合理化理由背後的一些妄想材料。因為在人際取向裡，許多具有療癒力的東西都是倚賴團體成員的互動，於是透過各種技術來鼓勵這些互動，像是使用結構化的人際活動，以及要求病人在彼此交談時注視對方。

　　人際取向的當代倡導者為 Yalom（1975, 1983）。他認為精神分裂症病人在充滿支持和非要求性、並且提供成功經驗之機會的團體裡會有更好的表現。他相信著重現實且結構化的作法要優於強調領悟且非結構的取向。焦慮應該要維持在最低程度。治療師應該主動積極、開放與充滿鼓勵。他們必須幫助病人發展出有助於他們與團體內其他人互動的社交技巧，而且應該盡可能聚焦在此時此地的互動上。

　　舉例來說，他描述了一項在短期住院病房裡針對退化之精神病患者的低功能團體（Yalom, 1983）。團體屬於開放性質，由四到七位成員組成，每週見面五次，每次四十五分鐘。每次團體都是經過高度組織的，基本的規劃是定向說明（2-5 分鐘）、暖身（5-10 分鐘）、結構化活動（20-30 分鐘），以及本次團體的回顧（5-10 分鐘）。定向說明幫助新成員加入團體，也有助於可能是精神病或感到混淆的舊成員澄清一些議題。「暖身活動由一或多項簡短的結構化活動所組成，提供團體一個溫和的開始。這可減少成員內心預期的焦慮，並且使每一位成員投入簡短、輕鬆且

沒有威脅性的互動。」（頁 287）有關暖身活動的範例包括圍個圈圈的拋球活動、評論一下某一位伙伴成員的表現，或是分享有關自己個人的一些事情。

　　每次團體大多是由二或三個簡短（5-15 分鐘）的結構活動所組成，這些活動大多需要一些自我揭露和團體成員間的互動。Yalom（1983）曾說：「*最有效的活動類型，在我的經驗裡，是將個人表現、雙人互動和整個團體的互動合併起來的配對活動。*」（頁 290-291）例如，發給成員們幾張作業紙，上面列有一些描述他們重要個人特徵的句子讓他們完成填寫。這些有時候會串連到該次團體裡某項重要的團體主題（如，*分離、生氣、孤立*）。當完成這些句子後，病人們被要求與一位「伙伴」（bud-dy）相互交流。配對的兩人都要去澄清或延伸（elaboration）對方剛才所寫下的內容。然後再回到大團體，每一位成員大聲唸出伙伴們所寫下的部分，再加上於澄清階段另外多得知的部分。其他類型的活動包括邀請病人們對另外一位成員給予同理心的回應，或是針對可以用來改變某項不喜愛的特質的方法，相互給予回饋。玩一些人際遊戲也很有助益。「*遊戲可能釋放緊張、在比較具有挑戰性的任務之間提供一個稍做休憩的片段、改善社交技巧，以及強化團體凝聚力。*」（頁 301-302）請記住，所有這些活動都是鼓勵病人們在實際的時間裡彼此互動，不管是兩人小組還是較大的團體裡，即便所討論的議題可能本質上不屬於人際關係。因此，這些活動打破了他們孤立的外殼，讓他們練習了一些可以轉而運用到團體外世界的重要社交技巧。

　　在回顧階段，治療師首先要求成員們重新建構本次團體的進行情形，然後進行評估。他們也根據誰最主動、誰願意冒險嘗試、誰最給人支持等項目來評估彼此。此回顧具有許多好處，像

40

是減少混淆和疑惑、鼓勵病人為自己的治療負起責任，以及增加他們的注意廣度（attention span）。此外，這樣的回顧要求成員採用不斷自省的方式（self-reflecting loop）來檢視他們的互動，此種不斷的自省將鼓舞他們以此時此地的方式來建立連結。

41

　　因為成員們知道自己將被要求以綜合性的方式來回顧本次團體，他們就會試著盡可能充分注意到自己以及其他人的參與情形。病人們愈是學會活在當下，而不是活在未來或過去，也就愈能從生活裡得到滿足，也愈能成功地與其他人互動。（Yalom, 1983: 307）

◯ 理論分析

　　從理論上來說，前述的三種理論模型每一項運用在精神分裂症病人之治療團體時，都有其長處與弱處。教育取向幫助病人學到用來因應其疾病症狀的策略，他們獲得相關的知識訊息而產生掌控感，並熟知他們的疾病。這類團體都非常結構化，其進行的議程（agenda）也相當清楚。採用的技術多為講授式的（如，授課、給予忠告、問答時間、問題解決、角色扮演、家庭作業）。此作法產生一種安全的、充滿支持的以及類似教室的環境。所談的話題都是有關於身為精神分裂症病人的成員們有的一些需求。討論通常都是與主題有關連的，討論也給予病人機會去澄清他們所說的要點、表達他們的感受，以及與其他人進行最低程度的互動。

　　可是，教育取向並未適當注意到這些病人的心理社會需求。所持基本假設為精神分裂症是一種生理學上的疾病，因而著重生

理層面。例如，典型來說，有關透過藥物來減緩症狀的討論，要多於心理社會層面策略的運用，儘管已經發現心理社會層面策略能幫助病人因應精神病經驗（Breier & Strauss, 1983; Cohen & Berk, 1985; Corrigan & Storzbach, 1993; Dobson et al., 1995; Falloon & Talbot, 1981; Kanas & Barr, 1984）。雖然課程順序和課堂的既有結構都有助於將焦慮減到最低，但卻沒有足夠的彈性來處理新成員的需求或對舊成員有所影響的突發危機。例如，某位新病人加入團體時正好有聽幻覺的困擾，但他或她必須等待至此一議題被排上課程表時才能夠有所討論。同樣的，對於病人來說有可能參與了這類團體，卻沒有機會表達自己因為罹患慢性心理疾病而感覺到的絕望。此外，用以鼓勵病人彼此互動的技術沒有獲得重視，因為對於比較孤立且有社交技巧缺陷的病人來說，要彼此互動是個大問題。

42

　　心理動力取向特別注意這些病人的心理層面需求。這類團體取向的討論是開放性的，允許成員們提出想在該次團體裡進行處理的各種議題。於是有許多議題被納入考慮，並且提供了一個座談時空，讓成員們得以在下一次可行的團體時機裡，討論任何影響著該名成員的急切問題。透過揭露那些已經影響他們生活多年的舊有衝突和不良適應行為，病人們開始了解這些衝突和行為如何促成他們當前的問題。配合參與團體而得到的矯正性情緒經驗（corrective emotional experience），此了解強化了病人的自我功能，也讓他們有更適當的行為表現方式。

　　可是，心理動力的作法是十分密集的。正因為其性質，此取向揭露了不愉快的記憶或情感，而造成精神病患者變得焦慮、退化與症狀惡化（Drake & Sederer, 1986; Geczy & Sultenfuss, 1995; Kanas et al., 1980; MacDonald et al., 1964; Pattison et al., 1967; Strassberg et al., 1975; Weiner, 1984）。敏銳且採取心理動力取向的臨床工作者們（Kibel, 1981, 1987, 1991; Takahashi & Washington, 1991）已經承認這點，並嘗試限制所揭露的量，他們在作法裡加入了支持與指導。可是，大多數的心理動力式團體缺乏結構，總是朝向那些在非精神病患者身上才能獲得較適當處理的議題類型。此外，也發現移情解析與嚴重心理疾病患者團體裡所評得的低成員反應度（low patient responsiveness）有關（Kapur, 1993）。最後，此取向未充分注意成員彼此互動的重要性，以及這類團體的此時此地層面。精神分裂症病人常有重大的關係問題，若沒有當下即時運用團體歷程（group process）來處理這些問題，便錯失良機了。

43
　　人際取向將焦點集中在精神分裂症病人經驗到的孤立（isolation）與關係問題上。這類取向的團體會討論這些議題並思索處理的方法。因著眼於當前的問題，在團體裡所學到的也就與團體外的人際議題有直接的關連。所採用的技術都是用來鼓勵成員彼此互動的。因此，成員們能夠將團體當作一個實驗室，用以練習改善他們的社交技巧。不良適應的互動會被觀察到，並從團體的此時此地來進行評論，這樣的立即性是一項極有力道的改變因子。人際取向也創造出一個強調團體成員間適當的社交互動的環境。

　　可是，學習因應精神病症狀、強化某些自我功能（如，真實性考驗能力與衝動控制能力等），以及討論非關係類型之心理問題，在此取向裡都很少探討，即便這些是團體裡應該處理的重要議題。此外，雖然依靠一些結構化活動可能對一些極端退化的住院病人來說是有用的，但是對所有精神分裂症病人來說卻不是必要的，即便是在住院病房裡（Geczy & Sultenfuss, 1995）。精神

病患者有著脆弱的自我，但可用這類方法來指導討論，而能夠自由的表達而不危及病人的安全感，如同讀者在第五章所將看到的。非必要的團體結構（structure）會使病人變得幼稚，妨礙了重要議題的提出。最後一點，雖然以此時此地為焦點是極有價值的，但性質仍屬強烈（intensive）。如同揭露太多一樣，著眼於此時此地也會使病人感到焦慮，特別是藉此用來引導成員表達團體成員間的憤怒時。在此狀況裡，或許有必要將團體的注意力導引到過去或團體外的關係，以便去除掉此狀況的威脅性。

◉ 整合式取向

　　這是本書所倡導的團體取向，採用精神分裂症之生理心理社會觀點（biopsychosocial perspective），是前述三種理論的一種整合。雖然下一章會充分介紹此團體模式，但是，在此處先針對理論層面，將此模式與前述的教育取向、心理動力取向和人際取向加以比較，仍是有幫助的。比較的結果列在表 3-4。

　　和教育取向一樣，整合性模式的主要目標也是幫助病人們學習有關精神分裂病症狀的因應方法。病人們可以從醫生那裡學到有關藥物的部分，但是他們通常沒有太多的機會來學習那些有助於處理精神分裂症之現象面（phenomenology）的重要心理社會策略。因此，雖然這類團體偶爾會討論藥物，但更重要的焦點則是集中在病人們於團體討論期間所進行有關心理社會層面之因應策略的分享上。猶如教育取向，此模式裡的各個討論主題也都專注在精神分裂症病人的需求上，避免談及其他無關的議題。最後，此模式非常強調結構的運用，以使團體對病人們而言是個安

44

44 表 3-4　精神分裂症病人團體治療：整合模式與其他團體取向之間
　　　 的相似性

教育取向
- 主要目標是學習精神病症狀的因應方法（但對於心理社會層面之策略的強調要多於藥物層面的策略）
- 討論的主題聚焦於精神分裂症病人的需求
- 治療師透過團體結構來開創出一個安全的環境（在我們的團體裡，這部分是透過治療師的介入而被併入團體討論中）

心理動力取向
- 團體以開放性質的討論為主（如，病人們產生多項話題，此類團體並不講授也無正式的結構化活動）
- 依據與當前問題的關係，來檢視長期以來的不良適應問題
- 自我功能獲得加強

人際取向
- 主要目標是變得較不孤立以及改善與其他人的關係
- 鼓勵成員在團體期間與其他成員互動
- 不良適應的互動在團體的此時此地裡進行檢視

45 全的空間。可是，因為考量到時間，並未將這點建置於團體內（如，有太多的時間要用在授課上、有太多的時間要用在討論上等等）；相反的，治療師是透過他們於討論期間的各項介入來提供結構。「安全」是帶領者心裡最為優先的，一個安排巧妙（well-placed）的評論可以強化一項有建設性的議題，或是中止一項可能變得太具爆發性或引起焦慮的議題。

　　正如心理動力取向，整合性模式也以討論為主（discussion oriented），此類討論是開放性質的。這意謂病人們能在每次團體產生諸多話題，只要主題的範疇符合團體的目標即可。這使團

體具有彈性，允許重要議題浮現出來，不害怕自己會因為該議題而感到沮喪。課程講授和正式的結構化活動都不是此類團體模式的主要特徵，因為此模式相信只要治療師開創出一個屬於目標導向且鼓勵病人彼此互動的環境，病人們就能在開放的討論中從另一位成員那裡學到很多。如同心理動力模式，整合性模式有時也會檢視長期以來的不良適應行為與當前問題之間有什麼樣的關連。不過，此檢視工作是強調現在多於過去，比起住院病人團體，此種縱貫式的檢視較常發生在長期的門診病人團體裡。最後，採用的技術大多朝向於強化精神分裂症病人那些特別脆弱的自我功能，像是真實性考驗能力與現實感。揭露技術（如，探索潛意識、解析移情）都要避免，因為這些技術會引起焦慮，而且對大多數的精神分裂症病人來說是過於強烈的。

　　和人際取向相同，整合性模式的主要目標也是協助病人們變得較不孤立，以及改善他們與其他人的關係。這點一部分是透過經常探討人際議題的團體討論來達成。此外，採用各種不同的技術來鼓勵病人們彼此互動，因此，他們實施了那些可以運用在團體外的重要社交技巧。另一項與人際取向的相似性，就是使用此時此地來指出成員們在團體裡被觀察到的不良適應互動方式。當以支持性的方式做到這點時，便能向病人們展示他們是如何與其他人陷入相處的問題裡，並引導病人們開始討論有哪些方法可以改善彼此的互動。

46

　　要強調的是，本書所提倡之整合性模式在理論層面的考量，都是來自 1975 年至今的研究工作成果。我們開始時並非有一套已發展充分的理論或是一套臨床技術，相反的，我們是從一項以提升因應技巧和改善關係為焦點的基本臨床策略起步的，然後透過諸多研究從實證上加以考驗。繼而，從中學到的部分再回饋到

臨床工作上，於是產生可加以研究的新想法。這些新的想法又反
過來被探究，所得發現又再被併入實務工作中。因此，一段時間
之後，一項治療模式從研究當中衍生出來，也呈現了其他臨床取
向的特徵。此一實證工作會在第七章中加以介紹。下一章，我將
介紹整合性模式特有的重要臨床特徵。

參考文獻

Breier A, Strauss JS: Self-control in psychotic disorders. Arch Gen Psychi-
   atry 40:1141–1145, 1983
Cohen CI, Berk LA: Personal coping styles of schizophrenic outpatients.
   Hosp Community Psychiatry 36:407–410, 1985
Corrigan PW, Storzbach DM: Behavioral interventions for alleviating psy-
   chotic symptoms. Hosp Community Psychiatry 44:341–347, 1993
Dobson DJG, McDougall G, Busheikin J, et al: Effects of social skills training
   and social milieu treatment on symptoms of schizophrenia. Psychi-
   atric Services 46:376–380, 1995
Drake RE, Sederer LI: The adverse effects of intensive treatment of chronic
   schizophrenia. Compr Psychiatry 27:313–326, 1986
Falloon IRH, Talbot RE: Persistent auditory hallucinations: coping mecha-
   nisms and implications for management. Psychol Med 11:329–339,
   1981
Fenn HH, Dinaburg D: Didactic group psychotherapy with chronic
   schizophrenics. Int J Group Psychother 31:443–452, 1981
Frank JD: Group Therapy in the Mental Hospital. Washington, DC, Ameri-
   can Psychiatric Association Mental Hospital Service, 1955
Geczy B, Sultenfuss J: Group psychotherapy on state hospital admission
   wards. Int J Group Psychother 45:1–15, 1995
Kanas N, Barr MA: Self-control of psychotic productions in schizophren-
   ics. Arch Gen Psychiatry 41:919–920, 1984

Kanas N, Rogers M, Kreth E, et al: The effectiveness of group psychotherapy during the first three weeks of hospitalization: a controlled study. J Nerv Ment Dis 168:487–492, 1980

Kapur R: Measuring the effects of group interpretations with the severely mentally ill. Group Analysis 26:411–432, 1993

Kernberg OF: Object-Relations Theory and Clinical Psychoanalysis. New York, Jason Aronson, 1976

Kibel HD: A conceptual model for short-term inpatient group psychotherapy. Am J Psychiatry 138:74–80, 1981

Kibel HD: Inpatient group psychotherapy: where treatment philosophies converge, in The Yearbook of Psychoanalysis, Vol 2. Edited by Langs R. New York, Gardner Press, 1987, pp 94–116

Kibel HD: The therapeutic use of splitting: the role of the mother-group in therapeutic differentiation and practicing, in Psychoanalytic Group Theory and Therapy. Edited by Tuttman S. Madison, CT, International Universities Press, 1991, pp 113–132

Lawton JJ: The expanding horizon of group psychotherapy in schizophrenic convalescence. Int J Group Psychother 1:218–224, 1951

Lazell EW: The group treatment of dementia praecox. Psychoanal Rev 8:168–179, 1921

MacDonald WS, Blochberger CW, Maynard HM: Group therapy: a comparison of patient-led and staff-led groups on an open hospital ward. Psychiatr Q 38 (suppl):290–303, 1964

Marsh LC: An experiment in the group treatment of patients at the Worcester State Hospital. Ment Hygiene 17:397–416, 1933

Pattison EM, Brissenden E, Wohl T: Assessing special effects of inpatient group psychotherapy. Int J Group Psychother 17:283–297, 1967

Pinney EL: Reactions of outpatient schizophrenics to group psychotherapy. Int J Group Psychother 6:147–151, 1956

Powdermaker FB, Frank JD: Group Psychotherapy: Studies in Methodology of Research and Therapy. Cambridge, MA, Harvard University Press, 1953

Rosegrant J: A dynamic/expressive approach to brief inpatient group psychotherapy. Group 12:103–112, 1988

Schilder P: Results and problems of group psychotherapy in severe neuroses. Ment Hygiene 23:87–98, 1939

Semrad EV: Psychotherapy of the psychosis in a state hospital. Diseases of the Nervous System 9:105–111, 1948

Standish CT, Semrad EV: Group psychotherapy with psychotics. Journal of Psychiatric Social Work 20:143–150, 1951

Strassberg DS, Roback HB, Anchor KN, et al: Self-disclosure in group therapy with schizophrenics. Arch Gen Psychiatry 32:1259–1261, 1975

Takahashi T, Washington WP: A group-centered object relations approach to group psychotherapy with severely disturbed patients. Int J Group Psychother 41:79–96, 1991

Weiner MF: Outcome of psychoanalytically oriented group psychotherapy. Group 8:3–12, 1984

Yalom ID: The Theory and Practice of Group Psychotherapy, 2nd Edition. New York, Basic Books, 1975

Yalom ID: Inpatient Group Psychotherapy. New York, Basic Books, 1983

第 4 章
臨床議題：
團體形式

設立任何一項治療團體時，有許多的疑問需要回答。誰會參加，還有他們的主要問題為何？團體的目標為何？若要達成這些目標，需要多少治療師參與其中？團體多久進行一次，以及每次進行多久？最佳的成員人數是多少？需要同時給予藥物治療嗎？這些有關團體形式的議題必須在篩選第一位成員之前就處理完。在本章，我從整合性團體模式來考慮這些議題，以便為下一章所介紹的臨床策略提供一個架構。

治療目標

如同先前所提過的，精神分裂症病人在他們成年生活的多數時間裡，為許多嚴重的症狀所苦。聽幻覺、被害和關係妄想、思想插入和思考廣播、連結鬆散（loose associations）、僵直行為（catatonic behavior）、負性症狀（negative symptoms）……這些

和許多其他的經驗都干擾了精神分裂症病人在真實世界生活的能力，也成為他們不安和苦惱的來源。此外，這些病人經驗到許多與他人相處上的問題。有時候這是因為精神病症狀的干擾。可是，許多精神分裂症病人從未學習到基本的人際技巧，他們害怕且不信任其他人，或是過分天真而使其他人虐待他們。結果，這些病人變得警戒和孤立，使得他們的問題更形複雜。

50

基於這些理由，精神分裂症病人之治療團體的整合性模式將聚焦於兩項主要治療目標上。第一個目標是協助成員因應他們的症狀。對大多數的病人來說，這表示要學習去考驗真實性以及應付精神病症狀。雖然抗精神病藥物在幫助病人應付這些經驗上是很有用的，但仍有許多作者在其報告中提到心理社會層面的介入也極有助益（Breier & Strauss, 1983; Cohen & Berk, 1985; Corrigan & Storzbach, 1993; Dobson et al., 1995; Falloon & Talbot, 1981; Kanas & Barr, 1984）。在我們的精神分裂症團體裡，我也發現到，當精神病症狀被覺知為不愉快且是外來的〔如，不是自我的一部分（ego-alien）〕，病人們就有動機來討論哪些因應策略能夠將這些症狀的影響降到最低。當這些症狀被覺知為可接受且自然會有的〔如，與自我是和諧共存的（ego-syntonic）〕，病人們首先就必須要了解，大多數的人不會有這樣的經驗，而且這些症狀都是此一疾病的一部分。當精神病症狀被覺知為舒適且有幫助的（如，從聽幻覺獲得有用的忠告），就會產生動機上的問題，因為病人可能不願意放棄這些症狀經驗。在此狀況裡，治療的焦點應該集中在幫助病人了解這些經驗是如何干擾著他們的生活，像是給了不切實際的忠告或迫使他人遠離自己[1]。

---

[1] 譯註：建議讀者參考敘事治療有關「外化」（externalization）的觀念和作法，將有更清晰的體會。

　　治療的第二項主要目標是協助團體成員學習可以改善他們人際關係的方法。這包括從比較簡單的「在巧遇情境裡如何與對方保持接觸」，到「冒適當程度的風險來信任對方以形成長期的友誼」都是。作為一種互動形式的治療，團體治療特別適用於兩種改善人際關係的方式：第一種，病人可以討論他們自己的孤立，以及與他人建立連結時遇到的問題，然後思考有哪些得以矯治這些問題的解決之道。第二種，在每次團體討論這些議題的過程裡，病人們是在一個由治療師負責調節的受控制環境裡來練習及改善他們的人際技巧，健康的互動受到強化，並類化運用到病人在團體外的人際關係裡。

　　兩種團體目標的相對重要性以及被考量到的頻率，端視團體的設備環境與歷史而定。請參考表 4-1，在急性病房，這裡的精神分裂症病人的精神狀態比較混亂，治療團體屬於開放性質（如，新成員在進入病房後被安排加入團體），所以學習那些可

51

表 4-1　環境設備與歷史對於兩大團體目標的影響

環境設備與歷史	對團體目標的影響
開放式的急性病房團體	● 主要焦點在於幫助成員們去考驗真實性以及因應精神病症狀 ● 從當前人際問題是精神病症狀之結果的角度來加以討論
封閉式的新形成或短期的門診病人團體	● 在參考團體內與團體外生活的情形下，以同樣的重視程度來討論如何因應精神分裂症症狀，以及如何增進人際關係
封閉式的長期團體（住院病人或門診病人）	● 有關如何因應精神分裂症症狀的討論少於有關改善人際關係的討論 ● 在參考對當前功能的衝擊下，討論長期的問題以及不良適應的相處模式

以用來考驗真實性和因應精神病經驗的方法就變得非常重要且迫切。持續參與團體的成員，尤其是那些將要出院的，可以針對上述這些議題的處理方法，給予新成員一些鼓舞和忠告。關係的問題通常是從「這是急性精神病症狀所導致的」角度來加以討論，而討論的焦點是對於「在團體裡和在病房裡，人際問題如何影響著病人」的強調，要多於「在醫院外生活時，人際問題是如何影響著病人」。

比起急性病房團體，在新形成或短期的門診病人團體裡〔成員關係從團體開始後就相當一致；俗稱的封閉式或彈性封閉式團體（closed or slow-open groups[2]）〕，病人們的精神病病情比較不那麼嚴重。因此，這類團體在有關精神分裂症症狀的議題和有關人際關係不良的議題之間，有比較好的平衡。此外，儘管焦點同樣集中在當前且即刻的實際問題上，但仍會討論病人在醫療環境之外的生活。例如，聽幻覺令人無法專心或是與配偶的相處困境，只要這些狀況影響了病人當前的生活，都可能納入討論。

在持續好幾個月的封閉式團體裡，成員們彼此有較佳的凝聚力，也處理了當前有關精神病和人際的各項議題，於是變得比較偏向檢視長期的問題。雖然可能會討論有哪些因應方法可用來處理症狀之性質與強度，但是會花比較多的團體時間專注在長期的不良適應之關係互動模式上。此外，病人們也學會去信任其他人，引起焦慮的議題也獲得較佳的處理。雖然病人過去在團體外

---

[2] 譯註：closed group，本書譯為封閉式團體，指稱的是當團體開始後，就不再接受新成員的加入；而 slow-open group，本書譯為彈性封閉式團體，是為了避免成員人數減少而使團體無法進行，而有彈性地遵守封閉式團體不招收新成員的特點，因此只有在成員因故退出團體（如，出院、中輟等）而影響到團體的運作與生存時，才招收新成員以維持團體進行的最基本條件。

的生活（*彼時彼地*）可能納入討論，但所提出的議題都會被引導至當前（the present），並且串連到「在團體裡（*此時此地*）或是在團體外的當前生活裡，這些議題可能對成員有什麼樣的影響」。其中的想法是，透過團體環境所產生的矯正性情緒經驗，或是透過將此經驗類化運用到團體外生活，來幫助病人。可以指望的是，這將矯正在自我功能與客體關係（object relations）上由來已久的缺陷，使病人對自己的生活有更多的精熟感和控制感（sense of mastery and control）。

◉ 病患選擇

■ 病人的同質性

　　團體的凝聚力受成員們之間有多少同質性（homogeneous），或多少相似性的影響。可是，相似程度是相對的，因為同質性可以根據許多不同參數而呈現在一條連續線上。例如，Erickson（1986）依據認知特徵來分類病人，Leopold（1976）是依照成員們建立人際連結的能力來建構團體，而 Misunis 等人（1990）則是使用依據多項心理社會因子而建立出來的一般功能水準（general functional level）。使用與前述這些類似的準則時，病人間的相似性是由心理測驗或臨床判斷來決定。

　　我也發現，「診斷」在設立精神分裂症團體時是一項很有用的構念（construct），像是使用《精神疾患之診斷與統計手冊》（DSM-Ⅳ; American Psychiatric Associaton, 1994）以及《精神及行為疾患之 ICD-10 分類系統》（World Health Organization, 1992）

等標準化的準則系統。至少在原則上，病人是被納入團體還是被排除加入團體，都是依據病人是否符合一套客觀且為心靈健康專業人員及學生熟知的臨床標準。這使團體具有良好的同質程度，因為大多數的團體成員都有精神分裂症或某種與精神病相關的病情。

在急性精神病患者組成的短期住院團體裡，或是在短期、有時限的門診病人團體裡，強調同質具有幾項優點。首先，因為病人們具有許多共同點，很快就能建立彼此之間的連結。在病人參加的團體次數有限的狀況下，凝聚力的快速發展是相當有助益的（MacKenzie, 1990, 1994）。第二，可以採用對於這些病人特別有用的特殊臨床技術。例如，一項以精神病症狀之因應策略為焦點的作法就非常適合，但對於從未經驗到精神病發作的團體成員來說，可能就不合適而使他們覺得無聊。最後，要避免使用可能對病人有害的技術。例如，試圖刺激潛意識材料而使之浮現於意識的臨床策略（如，長時間的沉默、對過去衝突的強調），可能對精神官能症患者有用，卻可能引起精神分裂症病人的焦慮和退化，導致精神病症狀惡化（Drake & Sederer, 1986; Geczy & Sultenfuss, 1995; Kanas et al., 1980; MacDonald et al., 1964; Pattison et al., 1967; Strassberg et al., 1975; Weiner, 1984）。

儘管有這些臨床上的好處，在一些住院病房或門診所建立同質性的精神分裂症團體時，可能有一個實務上的問題：沒有足夠符合此診斷或相關診斷的病人。因此，必須考慮由兩個（甚至更多）不同的病房或診所挑選病人以便形成團體，而不同單位的醫護人員之間要能夠彼此溝通，並且確定所有的病人都會出席。如果他們能夠與治療師就特殊的問題加以溝通，或是在團體裡採用由兩位來自不同單位的領導者組成的協同領導方式，都是很有幫

54

助的。

　　如果無法形成同質性的團體，或許可以嘗試異質地混合精神分裂症和非精神分裂症病人。在住院病房，這類團體有時是由來自同一個治療團隊的病人與治療師所組成（Yalom, 1983）。在門診，當所有的病人達到臨床上的穩定，並能夠忍受某種程度的焦慮和退步，那麼異質團體的作法就能有最佳的運作。通常這會是一種具有支持性且以當前問題為焦點的團體形式。非精神分裂症的病人一般受苦於嚴重的人格疾患或其他的慢性化病情，他們的功能表現十分低弱。透過針對幻覺、妄想和不良適應關係，提供了符合真實性的忠告以及相對來說未被曲解的回饋，這些病人有時對精神分裂症病人產生很大的幫助（de Bosset, 1991）。像這樣的團體，一般可在處理慢性精神疾病者的診所或日間治療單位裡見到。

■ 納入與排除成員的標準

　　表4-2列出各種以診斷為基礎的納入和排除標準。依據DSM-IV的準則，理想的團體病人是受苦於精神分裂症的任何亞型或類精神分裂症、分裂情感性疾患，或妄想性疾患的人。在慢性照護機構裡，非精神病的嚴重心靈疾病患者（nonpsychotic severely mentally ill patients）可能被納入與病情穩定之精神分裂症患者一起進行的團體。曾有精神病發作（psychotic episodes）但目前一般來說仍具有高功能的病人，在設計用來滿足精神分裂症病人需求的團體裡無法獲益太多。這類病人包括雙極型情感性疾患或邊緣型的病人、屬於與酒精或藥物有關的精神病患者，以及短期精神病患者。同樣也獲益有限的病人類型包括：需要領悟及揭露取向團體的病人（如，精神官能症患者）、有記憶方面問題的病人

55

54 **表 4-2　以診斷為依據的團體納入與排除標準**

納入	排除
● 精神分裂症患者 ● 類精神分裂症、分裂情感性疾患，或妄想性疾患的患者 ● 其他屬於慢性精神疾病的病人（與病情穩定之精神分裂症患者一起參加團體）	● 有過精神病發作的高功能患者（如，雙極型情感性疾患、邊緣型、屬於藥物引發的） ● 精神官能症患者 ● 有記憶缺陷的患者 ● 干擾性過大的病人（如，反社會人格）

55　（如，有嚴重的器質性腦部症候群的病人），以及會嚴重干擾任何團體之治療性環境的病人（如，急性躁症患者或嚴重反社會人格疾患患者）。

　　在大多由精神分裂症患者組成的治療團體裡，每位病人要能夠忍受整個團體進行期間都待在團體治療室裡。那些有活躍的精神病症狀的病人，只要能夠接受指導並且干擾性不會大到妨礙團體進行，就可以納入團體。在大多數的案例裡，團體都能適應一些微小的妨礙，具干擾的病人因此能從其他成員那裡獲得被接納與安慰的感覺。

　　例如，

　　　　在一項門診病人團體裡，Albert 在每一次團體都會出現好幾次不恰當的大笑。常常可以見到他試圖壓抑自己的笑意，儘管他做了最大的努力，卻仍舊突然爆笑出來。在早期階段的某次團體裡，Bob 提出他覺得 Albert 是在嘲笑他。Albert 否認，我問他為什麼一直大笑，他表示只要心裡出現令他心煩的想法，或是只要別人談到令他苦惱的話題，他就會去想一些有趣的話題以便驅離這些不好的感覺，隨之而來笑聲就可以讓他感覺好過一些。我試著評論此種情

形，並指出這一定會是他在社交上的一種障礙，因為人們可能會誤
解為什麼他要大笑，且相信他是在嘲笑他們，就如同 Bob 那樣。之
後他轉向 Bob 並試著向他保證，他的笑聲無關乎哪個人，只是他無
法控制自己不那麼做。我詢問其他病人對此有什麼樣的想法。Bob
表示在知道了 Albert 為什麼大笑後，覺得自己放鬆不少。Carla 表示
她看見這點是 Albert 真正的障礙，但在了解了接著會發生什麼樣的
狀況之後，她現在在團體裡可以忍受這點而與之共處了。從那時候
開始，Albert 的笑聲變成團體氛圍的一部分，對團體討論就只有最
低程度的影響而已。

　　儘管團體具有診斷上的同質性，病人們仍有不同程度的精神
病病情和症狀類型。雖然大多數的病人主要有正性症狀（positive
symptoms），像是幻覺與妄想，但一些病人則是以負性症狀為
主，像是社交退縮與缺乏主動性。雖然團體在口頭上的表達比較
容易提到前者，但後者也能從團體的討論中獲益，不應該被排除
在團體討論之外。

　　例如，

　　David 是一位有好幾種負性症狀的安靜又退縮的病人，被安排
參加一項住院病人團體。儘管我試著協助他投入團體的討論，但他
的回應非常少，有時就只有是或否或是對或錯，甚至有時只是說
「我不想談」。偶爾，David 不說任何話，只回以空洞的凝視。他
特別不願意討論與處理情緒或精神病症狀有關的事情。雖然他不願
意談，但他總是保持警覺和清醒。在他將要出院離開病房前的最後
一次團體裡，我們向 David 道再見，我問他從團體裡獲得什麼。令
我十分驚訝的是，他說有，並且進一步說明我們先前討論過的兩項

56

特殊議題對他很有意義。我們由此清楚可見，他其實有在傾聽，咀嚼著他所聽到的，並運用到自己身上，即便他沒有積極參與團體的討論。

■ 有關人口學背景的議題

我們的精神分裂症團體包含男性與女性、所有的種族和背景，以及年輕和年老的病人們。在這個章節，我思索人口學方面的諸多因素，因為這些因素被運用在一般精神醫療環境裡團體成員的篩選工作上。與美國境內或國外那些受文化影響之特殊因素有關的議題，將在第六章討論。

曾舉辦我們的團體的處所，包括榮民醫院的住院單位、門診單位和日間治療方案；醫學院附設醫院及診所；大城市裡公立的區域型一般醫院；以及社區心理健康中心。團體從短期（如，封閉式、門診病人、持續約十二次的有時限性團體）到長期的（如，開放式、住院病人、持續十五年以上的團體）都有。這些環境裡的所有團體，都有可能訓練治療師們在極大的信度與成功之下運用本書所呈現的模式。實際上，有項研究是在兩個不同的時間點檢視同一個屬於開放性質的住院病人團體，並且與另一個封閉式門診病人團體進行比較，結果發現這三種團體環境具有相同的特徵，即便病人、治療師與歷程評量者都有所不同（Kanas & Smith, 1990）。因此，此治療取向相當健全（robustness）。

由於團體治療模式是發展用來幫助精神分裂症病人，也因為此疾患的展現都很嚴重且變化不定，所以團體在人口學變項上的組成情形對於治療取向之取決的影響，就不如在由其他類型病人所組成的團體裡那麼重要。在急性照護單位裡尤其如此，因為這

57

64

裡的病人都受到症狀的明顯干擾，而且有關精神病經驗的因應，
正是這類單位裡的團體的一項關鍵焦點。此外，我們團體裡的病
人大多屬於較低社經階層且支持系統不健全，這是精神分裂症病
人身上常見的情景（Africa & Schwartz, 1992; Kaplan & Sadock,
1989）。不過，這並不表示可以完全忽略病人們在人口學變項上
的差異，而不視為是治療工作的一項因素。例如，在某項針對住
院病人的研究裡，發現低於年齡中位數（median age）29.5 歲的
病人裡將團體評為「非常有幫助」的人數，明顯多過於年齡高於
此年齡中位數的病人數，而且還發現，認為團體非常有幫助的非
妄想型精神分裂症病人人數，要多於妄想型精神分裂症人數
（Kanas & Barr, 1982）。目前還不清楚如何解釋在此項研究裡，
年齡和精神分裂症的診斷亞型對於所覺知之團體幫助性（perceiv-
ed helpfulness of the group）的影響，但此研究認為，團體在人口
學變項上的特徵可能影響到團體被覺知的幫助性，而可能影響到
治療結果。

　　理想上，可以將男性和女性病人都納入精神分裂症病人團體
裡。此點在門診團體裡尤為重要，因為門診病人相對來說病情比
較穩定，在涉及感受與關係的議題上可以有比較深入的討論。此
外，團體包含男性與女性成員，可使團體探討有關與性別（gen-
der）或性（sex）的議題，也創造出更具有特色的社會縮影。不
過即便是在住院病房裡，性別混合的團體可能也是有好處的。例
如，在第七章裡，我呈現了一些預試研究資料（pilot data），其
中指出由男性與女性精神分裂症病人組成的住院病人團體，可能
要比所有都是男性的團體更有凝聚力，躲避畏縮的情形和團體張
力也都比較少。雖然此資料的此種解釋只屬於初步的探究結果，
且受到其他因素的混淆，但卻符合那些倡導性別混合形式之治療

58

團體的其他學者所做的結論（Lazerson & Zilbach, 1993; Taylor & Strassberg, 1986）。

如同其他治療團體，精神分裂症病人團體在任一項人口學變項上都至少有兩位成員符合已是良好的臨床共識。如同MacKenzie（1990）所說的：「*每一位可能孤立的人都需要一位同類*」（頁101）；他稱此為諾亞方舟原則（Noah's Ark Principle）。在白人的治療團體裡的一位黑人或亞洲人，或是在男性治療團體裡一位女性成員，都居於一個可能變成代罪羔羊、被孤立，或被特別對待的處境裡。如果他或她覺得自己與其他人不一樣的話，此情境可能就會妨礙該成員參與團體。最後，這樣可能強化了對少數種族的刻板印象而無法消除。處理這類議題需要時間，並且會使團體脫離原來的治療目標。

協同治療

雖然一項最近有關精神分裂症病人團體的回顧發現到，大多數的精神分裂症病人團體只有一位治療師（Kanas, 1993），但基於以下理由，我相信安排兩位治療師的協同治療模式是比較好的作法。首先，精神病患者的團體有時候比較混亂，有些成員在說話，其他有的成員則陷入幻覺裡，剩下的成員則是比手劃腳著（gesturing）或在治療室裡走來走去。醫院急性病房裡的團體中特別容易出現這樣的場景。有時對治療師來說，如果試圖在導引討論的同時又想注意到所有這些令人分心的狀況，掌控團體就變得很困難。如果有兩位帶領者，一位專心在討論主題上，另一位就可以監看著病人的行為並採取必要的行動。這類安排在可能潛

藏著危險的情境裡特別有用。

例如，

Ed 是一位猜疑心重、受幻覺干擾的住院病人，經常因為他那侵擾且不恰當的行為而惹火了其他團體成員。在某次團體，Frank 以批判性的方式質問 Ed 一件在病房裡發生的意外事件。Ed 開始曲解了 Frank 的一些評論，並且立刻就生氣起來且語帶威脅。我那身為女性的協同帶領者和我試圖緩和此狀況，但不見效果。當 Ed 突然握緊拳頭並站了起來，我的協同帶領者也站了起來，並且建議他陪她到團體室外「討論一下事情」。在他們離開之後，我詢問其他病人們對此狀況的想法。Frank 表示對於自己的一些評論感到後悔，而其他成員則表示，該狀況在 Ed 離開後沒有擴大變成肢體上的衝突而感到鬆一口氣。慢慢地，每一位成員平靜下來。大約十分鐘之後，我的協同帶領者和 Ed 一同回到團體。Ed 服用了一些藥物，也和她在病房裡四處走了一會兒，現在比較放鬆下來了。我們所有人一起從事實的曲解和誤會來討論此一突發事件。Frank 表示他很抱歉自己的說詞太過批判，他是真的很想給予 Ed 一些有用的回饋。我試著給予評論以便強調，使團體成為一個每個人都能學到因應自己疾病症狀的方法的安全處所，有多麼的重要。接著，我試圖以比較不那麼個人化的用詞（less personal terms）改寫了 Frank 的評論。Ed 能接受此回饋，而團體也繼續進行。

協同治療模式的第二項好處就是，治療師可以彼此示範非精神病性的互動，這對許多病人很有幫助。有時候，兩位帶領者是團體室裡唯一有能力考驗真實性的人，他們會彼此扮演，以幫助病人挑戰其扭曲之知覺或信念背後的依據。若只有一位治療師要

59

來幫助病人考驗真實性,可能會難以做到,尤其是幾乎沒有其他團體成員支援的時候。

例如,

住院病房的某次團體裡,我的協同治療師生病了,我決定獨自帶領團體。George 開始談論在他的信念裡,真實性(reality)有好幾種層次,並且談到團體的真實性不比其他的有效。我說我認為 George 利用討論來逃避面對自己的問題,接著我詢問其他成員有何想法。令我驚訝的是,其他的團體成員們都同意 George 的說詞,他們全都開始思考團體裡的真實性究竟有多少是真實的。隨著團體討論的進行,我發現自己也開始認為或許病人們真的抓到了重點!但是因為這個團體的目標不包含哲學討論在內,也因為我沒有協同治療師來幫助我面質病人共同的信念,所以我判斷策略性的退卻(strategic withdrawal)是此時最佳的行動。我當時對團體成員們說,這個話題非常有意思,但似乎沒有處理到成員們住院的原因。我當時並建議進入另一個範疇的話題,於是我們逐漸開始討論起病人們與其他人建立連結時的困難。

雖然有上述的例子,但通常的情況可能是因為治療師休假或生病而不克出席時,將團體暫停一次,這點也就是採用協同治療作法的第三項好處。尤其是在門診病人團體裡,許多成員都有足夠的能力去考驗真實性並討論症狀的因應策略,而能夠協助治療師,因此在其中一位治療師缺席的情形下,仍可依照排定的行程繼續團體,即便是其中一位帶領者離開團體。病人們會慶幸這樣的決定,因為如果團體能規律舉行而不因治療師的缺席經常取消,他們也比較能夠記住有團體治療這件事情。由於精神分裂症

60

病人團體裡可能會出現混亂行為和真實性考驗能力上的缺失，所以由同儕領導的團體（peer-led groups）很少是必要的。與其他一些團體活動，如意識提升團體（consciousness-raising groups）正好相反，治療團體需要至少一位受過訓練的專業帶領者出席（Kanas & Farrell, 1984），而在整合取向團體裡如果無法做到這一點，那麼應該取消該次團體。

　　協同治療的最後一項好處是，有助於減緩帶領嚴重心靈疾病患者團體時可能產生的壓力與耗竭。如其他人所指出的（Frankel, 1993; Geczy & Sultenfuss, 1995; LeFevre, 1994; Takahashi & Washington, 1991），這些團體會使情緒耗竭並難以掌控。治療的進展可能因為病人嚴重的病理而十分有限，治療精神分裂症病人而得到的財務收入也非常有限。處於這樣的環境，協同治療師們彼此支持，增加團體裡的安全感，並在混亂期間提供彼此一些臨床回饋（clinical feedback）。他們會在每次團體之後分享彼此的治療策略，在團體結束後重新構成（rehash）重要的議題與介入。最後，知道至少有一位專業人員了解及重視這項重要的工作，也給了自己繼續下去和振奮士氣的巨大力量，即使是在最令人感到挫折的時刻。

　　在門診病人團體，一般來說同樣會安排兩位治療師來帶領團體；不過，在住院病人團體，通常因為醫療工作人員會輪調或輪班，而難以每一次團體都安排相同的治療師。在這類單位裡，我發現還滿有用的作法是，嘗試訓練出許多的治療師，以便根據能否帶領團體來彼此支援。這些人包括該病房固定的醫療人員（如，護士、社工師、職能治療師），以及該病房以外的醫療人員或受訓人員（如，精神科醫師、心理師、精神科住院醫師）。雖然治療師的輪替會引發一些干擾，但這也反映了許多醫院的真

61

實景象。只要帶領者受過良好的訓練、彼此溝通前一次團體的情形，並且試著安排至少一位前一次團體的治療師擔任當次團體的協同治療師，那麼輪替治療師的作法仍是可行的。如果有兩位以上的治療師可以運用，其餘的治療師仍可以在單面鏡後面或是坐在團體圈圈之外，當個保持安靜的觀察者來觀察該次團體。之後，他們可以自由參與當次團體結束後的團體回顧，也因為他們觀察過該次團體而成為帶領下一次團體的人選。雖然 Sandison（1994）提倡採用四位治療師來進行精神分裂症住院病人團體，但是過多的治療師會造成混淆並產生焦慮，我發現一次安排兩位治療師對小型心理治療團體來說是最恰當的選擇。

有男有女的協同治療師組合很有用，因為有些病人比較能夠與同性別或與異性別的帶領者形成連結。此外，帶領者們可以示範異性別之間的互動和觀點，而有助於與性別有關的討論。可是，因為一般來說無法在精神分裂症病人團體裡進行移情的解析，因此異性別的協同治療師組合可能不像在功能較高病人（higher-functioning patients）的團體裡那樣的關鍵。

只要協同帶領的兩位帶領者都熟悉精神分裂症的症狀學和治療，並且也都受過團體帶領的訓練，那麼相對來說，帶領者們的特殊專業背景就不是那麼重要。在學術界的方案裡，督導－學生式的協同治療組合提供了良好的教學方式，只要受訓者不會太過順服於老師而變成只是一位被動的觀察者即可。如同其他的治療團體，對協同治療師們來說非常重要的是，彼此在團體裡有大致相同的參與程度，彼此被病人們認為具有同樣的幫助能力。在治療師輪替進出的住院病人團體裡，以及在治療師可能因為生病或休假而錯失幾次團體的門診病人團體裡，這點特別的重要。

62

◯ 有關結構方面的議題

　　在我針對四十六項精神分裂症治療團體的研究所做的回顧工作裡（Kanas, 1993），我區隔出許多項結構特徵，得以定義出此種治療活動之關鍵參數。在住院病人團體，有提及頻次（frequency）與持續期間（duration）的團體，半數以上不是每週舉行兩次就是三次，一般來說每次持續一個小時。大多數的團體開放給最近住進病房的新病友參加、由精神病與非精神病的成員們組成、由一位治療師帶領團體，並且平均約有七到八位病人參加。在門診團體，半數的團體每週舉行一次，大多是每次持續一小時。在團體開始之後，半數的團體仍開放給新住院病人，半數的團體則採取封閉式的作法。大多數的團體是完全由精神分裂症病人組成，由一位治療師來帶領，平均有十到十二位病人參加。

　　整合式團體在結構參數上可以區隔出許多特徵，其中一些摘述於表 4-3。雖然這些特徵隨著時間已經演進成為合理的指導方針，讀者仍可依據自己的臨床情境來改變其中某些參數。

　　住院病人團體通常每週舉行三次，只要醫療工作人員狀況許可，也可以延伸成每週舉行四或五次。雖然我們剛開始的時候是每次團體進行一小時，但現在則是四十五分鐘，對精神病患者來說，這似乎是一個比較合乎實情的安排。團體都會開放給剛住進病房的新病人，只要他們屬於精神分裂症或相關病情，可以忍受待在團體室而不會出現壓倒性的焦慮或過於干擾。此外如先前所說的，兩位治療師要比一位來得好。如果少於三位病人出席，因為少有團體互動的機會，所以會取消該次團體。若超過八位病人

63

63 表 4-3　結構方面的議題

議題	住院病人團體	門診病人團體
每週進行的次數	3-5 次	1-2 次
每次團體進行的時間	45 分鐘	60 分鐘
界線性質（boundary）	開放式	封閉式
成員組成	精神分裂症	精神分裂症
治療師人數	2 人	2 人
招募的病人數	3-8 人	8-10 人
最佳的平均病人數	5-7 人	6-8 人

待在團體室，可能會有過多的刺激而產生難以掌控的團體，理想上，每次團體平均有五到七位病人參加。

門診團體每週舉行一次，雖然在某些診所或日間治療單位裡，每週兩次的安排也是可行。精神分裂症門診病人可以忍受每次六十分鐘的團體。此種團體屬於封閉式或彈性封閉式團體，只有在舊成員出院或中途退出而造成團體過小時，才適合接受新成員的加入。雖然一位治療師就可以處理由精神分裂症病人組成的團體，但我偏好協同治療的作法。團體開始有八到十位病人，之後通常每次團體平均會有六到八位病人出席，這是最佳狀況。

◯ 藥物

團體的多數病人都有接受抗精神病藥物治療。就臨床上來說，團體和藥物治療這兩種治療模式是相互提攜的，透過藥物治療，有助於病人組織他們的思考、變得不那麼焦慮，以及體驗到

精神病症狀的減少；而團體的經驗則幫助病人學習有關他們精神
病的因應策略，並且發展出與其他人互動更好的方法。因此，這
兩種治療方式都是一項完整的生物心理社會治療計畫裡不可缺少　64
的。

　　雖然團體帶領者可能要負責開立病人的藥物處方（*發生在身*
為醫師的帶領者身上），但這不能在團體裡進行。此外，團體時
間不是用作藥物劑量和副作用的延伸討論，因為這不是團體的主
要目標。要清楚團體是一種心理治療活動，不是藥物團體，有關
藥物劑量與副作用的議題應該放在其他場合處理。對於門診病
人，可能是由不同診所或診間的另一位醫師來負責。有關藥物副
作用的問題可能在每次團體進行之前或之後個別地處理；在病情
急性發作的狀況裡，病人可能需要在戒護之下離開團體室進行個
別評估。

　　在兩種狀況下，與藥物有關的討論是符合團體目標的。一個
狀況是討論藥物作為處理精神病經驗的一種因應策略，特別是當
病人獲得醫師的許可，得以在他們覺得較焦慮或處在生活壓力增
加時，暫時提高他們的藥物劑量。在這種狀況裡，應該鼓勵病人
分享他們對於此事的觀點，而非只是要求治療師的忠告。在許多
案例中，穩定的團體成員可能有能力說服那些拒絕服藥的精神病
病情較重的成員，而接受這些藥物能幫助他們處理令他們害怕的
經驗。

　　第二個有關藥物的討論會是有助益的狀況，則是與病人服用
藥物的感受有關。透過分享他們的感受，團體成員之間可能形成
一種聯繫，形成一種共同感而提高了凝聚力。這也會促使他們表
達對於自己必須應付一種嚴重的長期心靈疾病而有的深刻感受。

例如，

65

在一個門診病人團體裡，Harold 問我對於他正在服用的抗精神病藥物有何想法，以及我是否會認為他的劑量太高。Irene 也問我她的藥物劑量是否正確的調整過了，因為她出現了一些藥物副作用：她的肌肉僵硬且視線模糊。她想知道服藥是否值得。James 也提到視野模糊的副作用，並表示想要停止服藥。他問我他目前的藥物劑量是否正確。我回應他們，提醒他們應該和他們的臨床醫師討論其藥物劑量，因為藥物劑量真的不是這個團體的目的。不過，我表示令我印象深刻的是，他們當中有三位都非常關心服藥是否值得，所以我詢問他們對於自己必須服用這些有效的鎮定劑有什麼樣的感覺。Irene 承認不只因為藥物副作用的關係，也因為服藥就表示她仍在生病，所以她不喜歡服藥。當我問到 Harold 和 James 他們是否有同樣的想法時，他們回答說有。然後，討論便轉換到有關於自己因為罹患一種無法治癒且嚴重損害日常生活能力之長期心靈疾病，而感到的挫折和失望話題上。

對於大多數的精神分裂症病人來說，服藥是生活裡的一項事實。團體幫助他們看見服用這些藥物、並且分享一些有助於他們學會如何恰當服藥的策略所具有的價值。有時候，來自另一位病人的忠告，要比來自不需服用抗精神病藥物的醫師或家人的忠告，更能被病人接受。一般來說，在團體裡是鼓勵病人與病人之間的互動，而且在企圖面質一位不相信沒有精神病經驗的人所給的回饋之成員時，病人之間的互動特別有用。

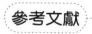

Africa B, Schwartz SR: Schizophrenic disorders, in Review of General Psychiatry, 3rd Edition. Edited by Goldman HH. Norwalk, CT, Appleton & Lange, 1992, pp 198–214

American Psychiatric Association: Schizophrenia and other psychotic disorders, in Diagnostic and Statistical Manual of Mental Disorders, 4th Edition. Washington, DC, American Psychiatric Association, 1994, pp 273–315

Breier A, Strauss JS: Self-control in psychotic disorders. Arch Gen Psychiatry 40:1141–1145, 1983

Cohen CI, Berk LA: Personal coping styles of schizophrenic outpatients. Hosp Community Psychiatry 36:407–410, 1985

Corrigan PW, Storzbach DM: Behavioral interventions for alleviating psychotic symptoms. Hosp Community Psychiatry 44:341–347, 1993

de Bosset F: Group psychotherapy in chronic psychiatric outpatients: a Toronto model. Int J Group Psychother 41:65–78, 1991

Dobson DJG, McDougall G, Busheikin J, et al: Effects of social skills training and social milieu treatment on symptoms of schizophrenia. Psychiatric Services 46:376–380, 1995

Drake RE, Sederer LI: The adverse effects of intensive treatment of chronic schizophrenia. Compr Psychiatry 27:313–326, 1986

Erickson RC: Heterogeneous groups: a legitimate alternative. Group 10:21–26, 1986

Falloon IRH, Talbot RE: Persistent auditory hallucinations: coping mechanisms and implications for management. Psychol Med 11:329–339, 1981

Frankel B: Groups for the chronic mental patient and legacy of failure. Int J Group Psychother 43:157–172, 1993

Geczy B, Sultenfuss J: Group psychotherapy on state hospital admission wards. Int J Group Psychother 45:1–15, 1995

Kanas N: Group psychotherapy with schizophrenia, in Comprehensive Group Psychotherapy. Edited by Kaplan HI, Sadock BJ. Baltimore, MD, Williams & Wilkins, 1993, pp 407–418

Kanas N, Barr MA: Short-term homogeneous group therapy for schizophrenic inpatients: a questionnaire evaluation. Group 6:32–38, 1982

Kanas N, Barr MA: Self-control of psychotic productions in schizophrenics. Arch Gen Psychiatry 41:919–920, 1984

Kanas N, Farrell D: Group psychotherapy, in Review of General Psychiatry. Edited by Goldmann HH. Los Altos, CA, Lange Medical Publications, 1984, pp 540–548

Kanas N, Smith AJ: Schizophrenic group process: a comparison and replication using the HIM-G. Group 14:246–252, 1990

Kanas N, Rogers M, Kreth E, et al: The effectiveness of group psychotherapy during the first three weeks of hospitalization: a controlled study. J Nerv Ment Dis 168:487–492, 1980

Kaplan HI, Sadock BJ (eds): Comprehensive Textbook of Psychiatry, 5th Edition. Baltimore, MD, Williams & Wilkins, 1989

Lazerson JS, Zilbach JJ: Gender issues in group psychotherapy, in Comprehensive Group Psychotherapy, 3rd Edition. Edited by Kaplan HI, Sadock BJ. Baltimore, MD, Williams & Wilkins, 1993, pp 682–693

LeFevre DC: The power of countertransference in groups for the severely mentally ill. Group Analysis 27:441–447, 1994

Leopold HS: Selective group approaches with psychotic patients in hospital settings. Am J Psychother 30:95–102, 1976

MacDonald WS, Blochberger CW, Maynard HM: Group therapy: a comparison of patient-led and staff-led groups on an open hospital ward. Psychiatr Q 38 (suppl):290–303, 1964

MacKenzie KR: Introduction to Time-Limited Group Psychotherapy. Washington, DC, American Psychiatric Press, 1990

MacKenzie KR: Where is here and when is now?: the adaptational challenge of mental health reform for group psychotherapy. Int J Group Psychother 44:407–428, 1994

Misunis RJ, Feist BJ, Thorkelsson JG, et al: Outpatient groups for chronic psychiatric patients. Group 14:111–120, 1990

Pattison EM, Brissenden E, Wohl T: Assessing special effects of inpatient group psychotherapy. Int J Group Psychother 17:283–297, 1967

Sandison R: Working with schizophrenics individually and in groups: understanding the psychotic process. Group Analysis 27:393–406, 1994

Strassberg DS, Roback HB, Anchor KN, et al: Self-disclosure in group therapy with schizophrenics. Arch Gen Psychiatry 32:1259–1261, 1975

Takahashi T, Washington WP: A group-centered object relations approach to group psychotherapy with severely disturbed patients. Int J Group Psychother 41:79–96, 1991

Taylor JR, Strassberg DS: The effects of sex composition on cohesiveness and interpersonal learning in short-term personal growth groups. Psychotherapy 23:267–273, 1986

Weiner MF: Outcome of psychoanalytically oriented group psychotherapy. Group 8:3–12, 1984

World Health Organization: The ICD-10 Classification of Mental and Behavioural Disorders. Geneva, Switzerland, World Health Organization, 1992

Yalom ID: Inpatient Group Psychotherapy. New York, Basic Books, 1983

第 5 章
臨床議題：
治療策略

在精神分裂症住院病人的整合性團體治療模式裡，治療師運用治療技術，並且鼓勵團體成員討論符合團體目標及病人需求的話題。保密與病人安全的重要性也都加以強調。一般來說，團體從一開始找出要討論的一項問題議題（problematic issue；如，聽幻覺），進展到將此話題類推到所有成員，最後則是鼓勵成員去分享哪些策略有助於他們處理該問題議題。本章特別加以討論的議題還包括團體的開始與結束、新成員的加入和對即將離開的成員說再見，以及在開始參與第一次團體之前要為成員做好的準備與介紹。

69

◯ 治療師的姿態

治療師帶領精神分裂症病人團體時的作為，不同於帶領功能較高個案的團體。這是因為在團體目標和病人需求上有所不同。

表 5-1 列出了一些適當的治療師姿態。

表 5-1　治療師的姿態

- 積極且指導性地使團體成員聚焦在話題上
- 介入時要清楚、一致且具體
- 評論時要具有支持性及社交手腕（diplomatic）
- 開放且有意願提供適合當時討論的意見與忠告
- 聚焦在此時此地（而不是彼時彼地）
- 鼓勵病人與病人間（而不是病人與治療師間）的互動

　　成員通常會因為幻覺或其他精神病經驗而變得混亂與分心，所以他們會不理睬外在環境，或是以不適當的方式來回應內在刺激。因此，治療師必須主動積極且指導性地使病人聚焦在討論話題上。Kibel（1991）將治療師的角色比擬為交響樂團指揮，必須編制出他或她自己的特殊團隊。這點在住院病人團體裡特別重要，因為住院病人的病情比較急性（acutely ill）。不過，門診病人的團體治療師也是需要協助團體維持在正規軌道上。

　　例如，

　　　在某個門診團體裡，Alan 在團體開始時告訴大家，最近被醫師告知得了肺氣腫。在他說這個消息的時候，很明顯他的病情十分輕微，也沒讓他太過憂心。不過，這仍讓許多病人開始聯想到他們自己身體方面的許多問題，討論起他們服用的藥物。Brenda 詢問我，要我針對藥物給一些忠告，我簡短地回應她的詢問。當病人持續地討論藥物問題，我開始擔憂團體花了太多時間討論這個與團體目標沒有關連的部分。雖然我很想知道這個討論是否是為了避免討論比較個人化的議題，但是依據我當時的判斷，比起針對意圖加以解

析，似乎給予一般性的觀察評論是比較審慎的作法。於是我說，我
們已經花了好多時間談論身體方面的問題，很想知道大家有什麼樣
的心理困擾（mental problems）。在簡短的暫停之後，Alan 提出自
己有一個困擾，就是心裡會有想法一直源源不絕地冒出來（racing
thoughts），其他好幾位病人也談到很難組織自己的想法。於是，
團體開始討論起如何因應混亂的想法，以及混亂的想法如何干擾了
他們的生活。

71

　　介入必須是清楚、一致且具體的，以便有精神病症狀或是因
藥物而想睡的病人能夠了解，「重複重點」是一項很有用的作
法。同時，介入在風格上應該是支持性的，以使病人採取反抗姿
態或透過被害性的扭曲（persecutory distortion）來接收訊息的可
能性減到最小。例如，當打斷一位正自發性地談論額外話題的成
員，治療師應清楚傳遞出成員所講的內容很有意思，但並不是很
符合團體當下討論的話題，或許此話題可以在其他時候再進一步
討論。其他的支持性評論，包括讚賞一位安靜的病人開始說話、
向一位短暫離開團體後又回來的成員打聲招呼，以及對於成員能
讚賞其他成員給予正面的回饋。

　　由於精神分裂症病人團體裡幾乎不會針對移情進行解析，也
因為治療師的角色包括了示範非精神病性的思考，所以允許團體
帶領者偶爾在有助於促進團體討論或協助真實性考驗之下，給予
忠告或提出個人的意見。可以清楚知道，這類評論並非基於帶領
者自己的自我誇大（self-aggrandizement），或是基於和病人需求
無關的理由。然而，治療師應該謹慎地注意自己不要做出過多忠
告式的評論，因為這類評論對於病人的價值仍是個疑問（Kanas
& Barr, 1982），也因為這樣的作法可能鼓舞了病人與治療師互

動，而不是促進病人彼此間的互動。此外，以成員在團體裡的立
即經驗作為焦點的討論（此時此地），要比處理病人過往議題的
討論（彼時彼地），更具力道與建設性。治療團體是一個允許病
人彼此學習的獨特環境，而且對治療師很有幫助的是，鼓勵成員
彼此學習以及將治療師自己的專業忠告保留到團體之後。

72　　　　有很多方法可以幫助團體帶領者鼓勵成員彼此互動。例如，
其中一項方法就是指出因為某位病人實際上正在對另外一位病人
說話，那麼他應該看著對方，並且所說的話語也要直接針對對
方。另一種作法則是，透過望著或指向另一位團體成員，治療師
可以將一直對治療師說話的成員重新導引至適合的團體成員身
上。如果病人持續對團體帶領者說話，那麼這或許是一個適合團
體加以討論的話題。此種對於成員彼此互動以及互相學習的重
視，正好區分了治療團體與教育性或給予忠告式的活動（如，服
藥團體或當前事件團體）之間的不同。

● 病人的安全性

　　精神分裂症病人的治療團體必須是一個安全的環境，能讓病
人們在最低的焦慮與衝突下討論他們的問題。當焦慮太高，可能
會活化殺傷性的幻想（murderous fantasies）或是對失去控制感到
害怕，病人們可能因此而退化（regress）或精神病病情加劇。治
療師可以透過以下的方式來增進環境的安全，像是給予支持性的
評論；引導討論遠離會產生焦慮的話題，轉而談論激起的情緒較
弱的話題；將議題加以抽象化（abstract）或去個人化（deperson-
alize）；採取步驟減輕人際間的憤怒等等。有時候，治療師必須

明白指出，整個團體似乎感到不安全，所以有必要改變討論的主題。其他時候，採用具社交手腕的方式（a more diplomatic approach）是必要的。

例如，

> Charles 是住院病人團體的新成員，他提到他認為自己就是基督。有一位病人 Daniel 卻因此變得激動不已，衝動地說「他」才是基督！接著，Charles 澄清他才是上帝的僕人。因為這兩位病人都毫無準備讓自己的誇大妄想受到挑戰，也因為這兩個人愈來愈焦慮且防衛，我開始注意到這個狀況逐漸擴大成一種肢體上的對質，或是一種心理上的補償失調（decompensation）。我認為最好是透過社交手腕除去此議題的雷管。我問了 Charles 一個問題，是否身為上帝僕人的人外觀看起來不一定會像是個基督的使徒，他說是的。這似乎令 Daniel 緩和下來，因為他能夠持續認為自己是基督而不必與 Charles 競爭。此一情境很快就慢慢和緩下來，兩位病人都持續保有一個特殊的宗教信仰角色。在他們服用的抗精神病藥物發揮效果之後，以及在兩位病人都更有能力去考驗自己信念的真實性之後，他們的妄想將在未來的團體裡接受挑戰。

　　一項可能的焦慮指標就是病人要求離開團體室。在住院病人團體裡尤其如此，因為住院病人是比較脆弱且無法忍受團體裡的張力（tension）。常見的藉口就是想去上廁所。當病人想要離開時，治療師總是要予以面質，詢問他們為什麼要離開，並且暗示他或她的離開可能與團體令其困擾的議題有關。同時也鼓勵病人留在團體裡直到結束。如果還是不行，就要求他們盡快回來團體。如果他們回來，要對於他們的返回加以讚賞。如果離開團體

73

室的情形經常發生，就變成一項團體要進行討論的議題。

例如，

在某次住院病人團體裡，Erik 突然站起來打算離開團體室。我
問他要去哪裡，他說他必須去一趟廁所。我問他是不是團體令他感
到緊張，他說不是，他只是需要上個洗手間。我告訴他，去吧，但
請記得要回來團體。他離開二十分鐘後回到團體。一開始，他的返
回打斷了正在進行的團體，我簡短指出 Erik 回到團體了，並說我很
高興他回到團體。在下一次團體的尾聲，Erik 又再度站起來想去上
廁所。我問他是不是可以等個十五分鐘，團體就會結束，但他說不
行。之後他並沒有回來團體。在之後一次的團體，一開始我就詢問
Erik，在前兩次團體裡，他離開團體室是否是因為待在團體裡對他
來說很困難。這次他承認和其他人一起待在團體室令他很緊張，並
說他的聲音要他離開到外面比較安全的地方。我邀請其他成員對此
情形提供一些自己的看法，他們說團體對他們來說很安全，Erik 應
該試著在這次團體的整個期間都待在團體室裡。我強調這點，並且
要求 Erik，只要團體的討論令他焦慮或是又有聲音開始要他離開，
就告訴我們。他說他會的，而他那次也做到整個團體期間都待在團
體室裡。

因為許多精神分裂症病人十分警戒和猜疑，所以治療師可以
透過強調保密來減緩他們的懷疑，而使他們覺得比較安全。應該
要警告成員們，不可與團體外的其他人討論團體裡發生的情形。
治療師應該明白說明病歷上會如何記載，以及有誰可以取得醫療
紀錄。透過單面鏡或是坐在團體外圍負責觀察團體的學生與工作
人員，都應該在每一次團體開始的時候自我介紹，然後也要說明

74

這些人出現在團體裡的理由。如果因為遲到或是沒有做到自我介紹，那麼不應被允許進入團體擔任觀察工作。觀察員應該被告知不可以和友人或認識的人討論團體的內容。如果團體有錄音錄影，簽署同意書是必要的強制作法，而錄影（音）帶必須謹慎控管。做好上述的步驟，就可在精神分裂症團體裡建立起信任的環境，團體可以在外人對團體歷程衝擊最小的程度下進行。

C 討論的話題

■ 病人病情與團體持續期間的重要性

　　精神分裂症病人的團體治療目標包括「症狀的因應」和「改善人際關係」，所以團體裡討論的議題都要和這些目標一致。可是，隨著團體是否由住院病房的急性精神病患者所組成，還是由門診與日間病房比較穩定的慢性患者所組成，討論的話題會因此有些不同。話題類型也端看該次團體治療是整個團體的初期還是末期而定。

　　在急性病人團體或團體初期，典型被討論的議題包括聽幻覺；被害妄想、關係妄想和誇大妄想；思想插入和思想廣播；連結鬆散或其他類型的混亂思考；以及與其他人的互動問題。此外，病人會討論與上述話題有關的「安全的」情緒，像是因為自己的病情所感到的憂鬱或無助。會引發焦慮的情緒性話題應該要避免，像是對於團體中某位成員的憤怒、與性傾向或性認同之衝突有關的議題等等，因為這些話題可能造成精神分裂症病人退化、症狀更為嚴重，如稍後所討論的那樣。討論的焦點一般是實

75

用（practical）且與病人當前的問題有關連。

在第一次團體或是只要有新病人加入團體，需要以非臨床正式術語將適合討論的話題重新描述一次。例如，「被害偏執」（*paranoid*）這個字眼對不同的病人就意味著不同的事情（如，疑心、謹慎、瘋狂、憂心）；為了清楚起見，當成員們用到這些臨床術語，治療師要要求成員以日常生活用語來說明他們的意思〔精神分裂症（*schizophrenia*）一詞通常被治療師解讀為心理崩潰（*nervous breakdown*）〕。當病人開始參加一項開放性的住院病人團體，通常會聽到以下的指導語：「在這個團體裡，我們通常會談論聽到聲音、感到猜疑、覺得混淆，或是與他人之間的相處問題。」這設定了一個基礎，並且以清晰的話語提醒成員要去思考他們當前的症狀和因應的方法。

對於精神病病情比較輕微且穩定的病人，或是對於已經一同參加團體一些時日的病人，只要這些話題沒有被充分討論，那麼在團體裡討論這些話題仍舊是適切的。不過，談話的焦點通常放在比較屬於縱貫性的觀點上，因為成員會根據長久以來不良適應的行為模式或疾病的慢性化層面來討論當前的問題。此外，話題可能是比較複雜的。例如，門診病人團體裡屬於慢性化病程的患者，比較能夠探討有關「他們長期以來對他人的不信任是如何使他們變得孤立」或「他們不良的社交技巧如何使他們犯下天真的錯誤（如，借錢給那些從來不還錢的『朋友』）」等的議題。他們也比病情急性的病人更能夠忍受比較帶有情緒且會引發焦慮的話題，像是對於自己有某種慢性心靈疾病而感到的絕望，或是對造成他們生活困境的那些人的憤怒。可是，帶領者仍要小心討論的議題是否引發過高的焦慮。

■ 關於有用的討論話題的範例

一、幻覺

　　與聽幻覺有關的話題經常在團體裡被討論到。一般來說，視幻覺與其他類型的幻覺比較少被提及。有些病人有能力考驗這些經驗的真實性，其他的病人則否。通常前者具有少量的現實感，所以他們可以站在經驗之外，而將這些經驗看成是自己以外的事物（ego-alien）。來自其他團體成員此時此地的相互驗證（consensual validation），能幫助病人判斷幻覺的現實基礎。請注意，這些經驗本身是被病人知覺為真實的（real），即使他或她能夠承認該經驗是由自己內在所產生的或是疾病的一部分。一旦病人承認了幻覺是來自外在的，那麼他或她就會接著去學習一些方法來考驗類似經驗的真實性，並且討論可以採用的因應方法。

　　例如，

　　　　在一個短期門診病人團體裡，我注意到 Fred 正在自言自語。我問他是不是在回應聲音，他說是的。我詢問其他病人是否有聽到有誰在對 Fred 說話，好幾個人都說沒有。然後我邀請他們針對 Fred 的聲音，給予 Fred 一些回饋。Gloria 說，她在先前幾次團體裡就注意到 Fred 自言自語，她曾經告訴 Fred 說，他的這些經驗全都只是在他腦海裡的事情而已。Henry 說他過去也曾經聽到聲音，但自從開始服藥之後聲音就已經大幅消失了。Irving 說，當他參與並且投入一些活動時，他的聲音就會變得安靜，像是看電視或閱讀雜誌的時候。Joe 說，當他和其他人說話的時候，他的聲音就會離開。我問 Fred 對於這些回饋的觀感，他承認他所聽到的聲音可能不是來

76

自真實的人,雖然他所想的被他很清晰地知覺為外來的言語。我提到與治療師或信任的友人去「核對」(check out)這類經驗的真實性,是非常重要的。我也詢問 Fred,對於團體裡其他病人所建議的因應策略,他認為如何。他說他認為其中有一些對他可能滿有用的,當聲音「太大聲」時,他會試著用用這些方法。

二、妄想

被害妄想、關係妄想與誇大妄想,都是精神分裂症病人最常經驗到的扭曲信念類型。在團體的幫助下能夠測試自己妄想的真實性的病人,就已經準備好來討論有用的因應策略。然而,不像幻覺可以經由其他團體成員此時此地的互動來加以挑戰,扭曲的信念比較難處理,因為這些信念是屬於該人面對世界時慣用的私人思考方式。那些過去曾經有過妄想、但是在藥物和治療的幫助下而能夠放棄妄想的病人,最能夠給予目前仍受苦於扭曲的信念系統的新病人一些有用的回饋。

例如,

在某一次急性病房團體治療裡,Kevin 坦承自己認為食物被下毒了。我詢問其他病人對於病房伙食的看法。Leonard 說,他曾經認為有些人想要在他的食物裡下毒,但是在他服用抗精神病性藥物,並且和工作人員討論過他的想法之後,他就改變了他的想法。Mike 說,他覺得病房的伙食很好。當沒有人做進一步的回應,我巡迴了團體一圈,並詢問所有其他成員的意見。在巡迴一圈之後,很明顯的除了 Kevin 以外,沒有成員相信病房伙食被下毒。然後我邀請成員們針對 Kevin 的想法,給 Kevin 一些回饋,好幾位成員告訴 Kevin 他是錯的,他應該不要害怕,應該吃下病房的伙食。

77

Kevin 說他會想想看。在接下來的兩天裡，Kevin 又開始吃病房的伙食，在後續的團體，我和好幾位病人都針對他行為的改變給予正面的回饋。他也承認病房的伙食看起來 OK。

　　有些病人相信有些想法被置入他們的腦海裡（思想插入），或者相信他們可以將自己的想法投射到其他人身上（思想廣播）。當處於接受端，想法可能被經驗為是其他人的想法。許多病人對於為什麼這會發生在自己身上找到了很好的理由，他們訴諸於某種形式的心靈感應，認為是當中運作的機制。他們引用超心理學（parapsychologists）的工作以及大眾出版品的故事來證實自己的經驗。很重要的是，不要與這些病人去爭論心靈感應的真實性，因為這將會耗費大量的團體時間，通常也未能解決什麼事情。相反的，治療師可以指出這些經驗對病人的生活有什麼樣的負面干擾。

　　例如，

　　在某一次住院病人團體裡，好幾位團體成員討論起他們的聽幻覺。Norma 自願地提到她不會去聽那些聲音，但是她經常透過心靈感應與她的男友交談。她說男友會將他的想法傳送給她，而她自己也有能力將訊息回送給男友。他們的交談一般是圍繞在性話題，以及當她出院後彼此見面的渴望。當 Olive 挑戰這些經驗的真實性時，Norma 說心靈感應是真實的，因為她曾經在電視上看過有人提到他們有過類似的心靈感應經驗。我詢問 Norma，這些經驗對她的生活有何影響。她承認她的家人與朋友並不相信她，並認為她「有精神分裂症」。因此，當她在家變得干擾且失控時，他們就會帶她來住院。在我的提議下，有一些團體成員給了 Norma 一些忠告，

78

讓她知道在表達自己的想法時，可以如何控制自己的行為而比較不會受到干擾而生氣。在後來的團體裡，Norma 承認有被害與關係妄想，這也被認為是造成她行為和人際問題的一項原因。

向妄想挑戰並不總是成功的，尤其是如果病人沒有足夠的考驗真實性的能力來檢驗他們自己的信念系統時。有時候，策略性地撤退到另一個話題或另一位成員身上，是必要的作法。在其他時候，妄想可以透過戲劇性的行動來進行面質。

例如，

Paul 是一名妄想型的住院病房患者，持續表示有人密謀要殺掉他。當我針對這點詢問他的時候，他提到病房有一張海報指出他即將死亡。因為團體裡沒有人知道這張海報，我就邀請每一位成員加入 Paul 的行列，一起尋找這張海報。某一面牆上有一張反核海報，上面畫著一些核子爆炸後被毀滅的東西，裡面有一隻死掉的鳥。在圖案下方的是一個核子反應爐和一個骷髏頭及交叉的骨頭，海報上寫著：「這將發生在你的身上！」在回到團體室後，我表達了我的意見，我認為這張海報是在警告我們核子意外的危險，並非表示有一個殺掉 Paul 的秘密計畫。他並不相信這個說明。然後我詢問其他病人的意見，好幾位病人同意我的看法。Paul 持續保持懷疑，然後我邀請他對此回饋提出一些他的想法。過了好幾天之後，Paul 開始質疑自己的這個念頭，以及其他與擔憂這個危險即將來臨的害怕有關的想法。

三、混亂的思考

　　與連結鬆散和其他形式的混亂思考有關的討論，處理起來說難也滿難、說簡單也滿容易的。之所以困難是因為在處理上會牽涉到抽象的概念（思考歷程），而不是某種知覺（如，幻覺）或某種信念（如，妄想）。因此，有些病人難以了解他們自己的思考和其他人相較是比較混亂的。可是，當病人試著在團體裡向所有人證明（demonstrate）他或她的混亂思考，好讓所有成員了解，以便進行當下此時此地的評論，就比較容易進行這類討論。

　　例如，

　　　　在某個住院病人團體裡，Quincy 一直都有個問題，就是會固著在某個話題，而無法隨著談話進行轉換話題焦點。我詢問其他成員是否能夠了解他，好幾位成員都說不行。我向 Quincy 表示，我也沒有辦法聽懂他的想法，因為在他表達了某個想法之後，接著又會談到另一個脫離前一個想法的念頭。我建議他在說出想表達的要點之後，便試著停止說話。我也問了 Quincy，如果我們在他說話又開始飄來飄去的時候給他一些回饋，好讓他知道他是在什麼時候使我們感到困惑的，對於這樣的作法他是否覺得 OK。他說這樣做很好。在該次團體後續的時間裡，只要 Quincy 說話開始變得鬆散或離題時，我就會開口打斷他，但我也會試著改寫（paraphrase）他躁狂式的念頭。在接下來的好幾次團體裡，他在討論期間做了一些與團體當下正在表達的念頭比較一致且簡短的評論。

　　對於混亂的病人來說，在他們的想法開始漫遊時能收到立即的回饋，是非常有幫助的。可以指望的是，這樣的經驗將幫助這

類病人學會自我調節而變得說話簡潔，因而使團體內或團體外的其他人得以明瞭他的意思。

四、與他人的關係

因為大多數精神分裂症病人都與他人隔絕，也因為團體治療本質上是一種人際間的治療模式，有關如何改善與他人關係的討論，也就是團體最常見到的話題，尤其是當病人精神病病情沒那麼嚴重、也比較有興趣探索自己不良適應的互動模式時。雖然有少數病人會否認自己想要成功地與他人形成連結，但我相信，這些人都是因為自己本身的害怕與不信任才會有如此的反應，因為當他們在團體與其他成員的相處愈來愈自在，他們就會在團體裡開放自己。對於一些病人來說，單只是學習與其他人有所接觸，就是非常有價值的經驗。

例如，

在某項門診病人團體裡，安靜且退縮的 Rodney，開始談論起某家他喜歡且鄰近其居住公寓的速食店。Sam 提起附近另一家更便宜的店。Rodney 開始問這家店在哪裡。Tanya 也感興趣，說到她需要將錢省下來。Sam 在說話的時候，開始讚美這家餐廳不只是物美價廉，而且工作人員與顧客都非常友善。他還舉例說，他喜歡每個星期天到這家餐廳吃早餐，他也注意到另外一位男士有著同樣的行程安排。他們慢慢開始互相聊天，並且發現他們的共同之處。現在只要他到那家餐廳，就會期待看見那位男士。我提醒說，對 Sam 來說，這家餐廳非常棒，不只是在價格上，還包括在社交方面。我進一步提出每個人都會在任何地點遇到人，其中只需要彼此有共同的興趣，有一方願意先試著破冰打破彼此陌生的藩籬。Sam 與 Tanya

兩人都同意我的看法。我詢問 Rodney 是否會對他所提的那家餐廳
裡的其他人說話，他說不會。接著團體開始給 Rodney 一些忠告，
告訴他如何在日常生活情境裡與其他人相處。

　　其他的病人們也難以和他人親近及變得親密。表面上，他們
可以與人接觸，但是他們無法冒著一些必須的風險，將接觸轉為
一份友誼。有關此議題的討論是非常有益的，不只是針對該位病
人，對其他團體成員也是如此。

　　例如，

　　　　Victor 是一位年近二十歲的男性，參與一項長期的精神分裂症
　　門診團體治療。他長期以來難與他人形成連結，尤其是女性。在團
　　體裡，他談起他的害羞，也承認自己從來沒有與女性約會過。在某
　　一次團體治療裡，他提到他正打算邀約一位在庇護工作坊結識的女
　　性。團體裡有好幾位女性成員都鼓勵他放手去做，尤其是 Ursula，
　　一位年近四十歲的分裂情感性疾患患者。在接下來的兩次團體裡，
　　Ursula 持續教導 Victor 有關約會的計畫。她提供他非常明確的忠告，
　　像是如何邀約一位女性以及第一次約會該怎麼表現。在後來的團體
　　治療裡，Victor 一開始就大聲宣布，他已經和那位女性友人在咖啡
　　廳裡約會三十分鐘，一切進行順利。團體對此消息感到興奮和愉
　　悅，尤其是 Ursula 特別高興，並熱情地期待聽到更多的細節。這一
　　次在人際關係上適當開啟友誼的經驗，大幅改善了 Victor 的自信與
　　自尊。這件事也對 Ursula 有很大的影響，因為她對於自己能夠幫
　　助他人以及她的忠告真的反映了某些要點而高興不已。此外，團體
　　也因為此次經驗的結果變得更為凝聚且充滿活力。

81

在由穩定的病患所組成且已經進行過幾次的團體，也可以討論到長期以來不良的人際關係建立模式的話題。這些成員準備好採取一種歷史觀點（an historical perspective）來看待他們的人際關係障礙，並且準備好來了解他們的問題本質上是屬於比較長期性的（more chronic），而不單只是與疾病的急性惡化有關連。

例如，

在一項門診病人團體裡，Walter 將自己目前與他人互動的問題連結到他長期以來對於親密的恐懼。他承認自己從來沒有學會如何與他人交往，他還說自己一生中沒有結交到幾位朋友。Xavier 說，他的問題在於不知道如何去信任其他人，他總是相信與自己太親近的人是相當危險的。Zeke 說他過去試著結交朋友，但人們總是利用他。他說有好幾次他天真地借錢給剛認識的人，但對方從來沒有還錢。Yolanda 說她沒有交朋友方面的問題，但是朋友似乎總是利用她。我評論說，結交朋友可能是有風險的，而另一種選擇就是過著隔離與孤單的生活。我指出團體成員裡有一些人似乎從來沒有學到如何與他人形成長期的關係，而且太過多疑或太過天真都會導致人際方面的問題。這導致團體開始討論有哪些方法可以有助於與他人交往、評估他人意圖、尋找共同興趣，以及促使新的接觸可以逐漸轉變成友誼。

82　　　人際技巧的改善不只是透過討論本身，也透過討論時的團體互動。藉由在團體裡與其他人建立起連結，病人們學會信任其他人，並練習一些可以轉而運用到團體外生活情境的人際技巧。某個觀念以為，只要病人積極地與他人討論，幾乎任何的討論話題都是有幫助的。基於此，治療師在精神分裂症患者團體裡應該採

取強力的人際姿態（strongly interpersonal stance），鼓勵病人與其他人交談，並針對團體內的相處彼此回饋。在住院病人團體，鼓勵團體成員們回到病房後繼續花時間相處，以持續彼此的關係。在門診病人團體，則鼓勵團體成員們練習將團體內學到的人際課程運用到團體外的家人和朋友，然後回來分享練習的情形。

五、情緒

　　有關情緒的討論可以將病人們串連在一起，有助於病人們覺得被其他人所了解。尤有建設性的是，那些與精神分裂症病情起伏有關的感受，像是與他人隔絕而產生的孤單感受、因為長期生病而產生的憂鬱和絕望感受。當某個人談起自己的感受，病人們有時也會坦露自己，只要這樣的經驗不是強烈到太過於壓倒性，那就是有益的。在某些狀況裡，情緒議題會促進團體內的友誼。

　　例如，

　　　　在某次住院病人團體治療，一位相當穩定且即將出院的病人Arthur，開始談到自己的孤單，他說過去自從第一次發作以來的九年裡，自己變得退縮而不接觸人們。Ben 在回應時提到自己的孤單感受，認為這些感受與他在大家庭環境下成長時的孤立感有關。治療師評論說這兩位病人有許多共同點，並建議或許他們可以在病房裡，甚至出院之後，持續他們的關係。在該次團體結束而病人們陸續走出團體室時，Ben 溫和地拍拍 Arthur 的肩膀，這種非口語的行為代表這兩個男性彼此所感受到的支持與共同性。

　　與絕望有關的議題，令人意外地經常被精神分裂症病人隱忍得好好的，特別是已經在治療團體裡相處一陣子的門診病人。有　83

關於病人因為自己得了長期慢性的心靈疾病（mental illness）而
有的絕望感受的討論，似乎可以使病人們彼此凝聚起來。這些討
論通常是充滿生機與活力的，團體成員們會有良好的眼神接觸，
參與也變得主動積極。

例如，

在某個門診病人團體，好幾位病人談到許多有關真實性考驗
（reality testing）和人際關係的問題。因為討論似乎聚焦在他們得
到精神分裂症的後果上，我評論時提到，要他們面對及處理自己得
到一個慢性心靈疾病，一定非常棘手。Colin 說這非常困難，特別是
因為這個病影響了他與家人的關係。Darlene 表示，她有時候因為想
到自己這一生之後都是如此，就覺得很沮喪。其他病人也提到因為
自己的病而感到絕望。我注意到所有的病人都參與了此項討論、自
發的互動，以及良好的眼神接觸。在了解到自己並非唯一一個有精
神分裂症相關問題的人之後，成員們似乎獲得了一些力量。許多的
評論都非常具有支持性，也探討了正向的因應策略。我只需偶爾介
入一下，因為病人們自己承擔了大部分的討論。這次團體就在比開
始時更為樂觀的氣氛中結束，成員們變得更為凝聚，並且覺察到他
們彼此之間共有的聯繫。

六、給予忠告

雖然如先前所提過的，治療師不斷地給病人建議，並不是理
想的團體運作方式，但是在少數的狀況裡，治療師提供忠告卻是
有幫助的作法。例如，簡短回顧藥物副作用，可以引導團體討論
自己因為得了慢性疾病而服用抗精神病藥物的感覺。同樣的，對

於準備要出院的病人來說，簡短介紹中途之家，有助於減緩焦慮，並且促成團體討論離開病房（與團體）所感覺到的痛苦。治療師應該鼓勵病人給予每一位成員一些忠告，因為這些忠告來自即將出院的病人口中，要比來自治療師的話語，在經驗上更為貼切。給予忠告在門診團體裡要比在住院病人團體裡更為重要，因為門診團體成員們都對生活安排、工作、教育等等之類的話題十分感興趣，也因為比起住院病人團體，門診病人們比較沒有機會彼此分享訊息。

84

■ 關於有傷害性的討論話題的範例

一、產生焦慮的話題

　　有些話題對精神分裂症團體的病人來說具有傷害性。例如，那些會引發不可忍受之焦慮的話題會造成這些病人的退化，特別是如果話題伴隨團體成員之間的憤怒和口頭攻擊。許多精神分裂症病人有殺害性的幻想（murderous fantasies）和害怕失去控制，而且憤怒（anger）對他們來說是十分具有威脅性的。急性住院病人要比門診病人更易受傷（more vulnerable），但即便是後者，也不太知道如何回應人際間的憤怒。

　　例如，

　　在一個長期門診病人團體裡，Ester 對 Fern 非常生氣，因為 Fern 在團體裡不太贊同她，尤其是因為她們是團體裡唯二的女性。在她情緒爆發的時候，其他的病人（都是男性）全都保持沉默。兩位治療師都做出評論，並試著將團體討論引導到比較安全的話題。在一週後的下次團體裡，Fern 並沒有出席。好幾位男性患者開始討論起

他們自己的生活中什麼時候會覺得受傷與感到不安全，而治療師試著將此議題與上一次的團體串連起來。男性成員們承認 Ester 對 Fern 的發怒令他們感到害怕，他們還表示害怕 Ester 也對他們生氣。他們進一步討論對他們來說處理憤怒有多麼困難，也害怕自己可能失去控制而傷害了某個人，甚至可能無法彌補。治療師們指出在上一次團體並沒有發生這樣的情形。成員們在這一次團體裡得到結論，同意生氣可以在團體裡討論，但是只要氣得太過強烈或是團體氣氛變得不安全，治療師就要加以介入。

有關性方面的話題也是精神病患者難以忍受的。對於那些有性傾向或性認同方面衝突的病人，討論性方面的話題會使他們變得十分焦慮，並且導致補償失調（decompensation）。對於那些屬於同性戀傾向但沒有在團體裡揭露此事實的病人來說，討論性方面的議題會引發要不要說出以及何時說出此事實的兩難。對於那些仍有著性方面古怪妄想的病人，這類的討論強化了這些信念的正當性。

例如，

在一個住院病人團體裡，當好幾位男性團體成員開始討論起與女性之間的性生活話題時，Gary 變得十分困擾。在他的精神病狀態裡，他有著嚴重且幾乎沒有能力面對的性別認同問題。隨著團體討論的進展，Gary 激動了起來，表示他既是男性也是女性，他的腰部以上是男性，腰部以下則是女性。他的思考變得愈來愈混亂，然後他以十分威脅性的方式站了起來。他必須被護送離開團體，然後接受額外的藥物協助。

二、潛意識的衝突與移情

　　有些議題會透過揭露技術與移情解析等技術，而揭發出潛意識的衝突，這些議題會造成精神病患者無法忍受的焦慮，並導致症狀惡化（Drake & Sederer, 1986; Geczy & Sultenfuss, 1995; Kanas et al., 1980; MacDonald et al., 1964; Pattison et al., 1967; Strassberg et al., 1975; Weiner, 1984）。在這樣的觀點下，精神分裂症病人掙扎地找出次序，以擺脫紊亂，也掙扎地處理自閉式和原級歷程式的思考（autistic and primary process thinking）。要他們開放自己，將會導致治療的反效果，尤其是急性期的精神病患者。這不是說他們無法對因應策略和不良適應關係（maladaptive relationships）有些許的了解，而是一般來說，心理動力觀點所說的「領悟」（insight）對於由精神分裂症病人所組成的團體來說，並不是一個安全、具治療性的目標。

■ 發展議題的方法

　　可以透過好幾種方式來鼓勵與相關的話題領域有關的討論。治療師會明確提出適合團體討論的議題範例，一般來說，在第一次團體以及有新成員加入時都會這麼做。如果病人迷失在不具建設性的話題領域裡，通常會溫和地提醒病人討論已經偏離話題，並且要求返回原本的話題。有些討論則是必須被重新架構（reframe）成一個比較有相關的領域。例如，對於藥物副作用的擔憂，可以重新架構成討論因為得了某種慢性心靈疾病而必須服藥時的感受。治療師必須留心地協助團體維持在正軌上，使團體的討論聚焦在與團體目標有關的議題。

86

　　有兩項特殊的技術有助於團體進行期間形成某個話題。第一

項技術包括了一開始先以非個人的、普遍性的角度提出一個議題，然後要求成員以比較個人且特定的角度（可以找出議題與他們之間的關連）來思考該議題。例如，如果病人抗拒去談論他們的被害妄想，治療師可以嘗試開始簡短討論一些心理崩潰（nervous breakdowns）的人會如何不恰當地覺得受到他人威脅，以及這如何使他們陷入麻煩之中。然後，治療師可以詢問成員們是否曾經有過類似心理崩潰的人那樣感到懷疑東懷疑西的經驗。從普遍性進行到特定性的作法，有助於病人們參與討論而沒有威脅感，也有助於病人們了解他們並不孤單，不是只有自己得到精神疾病。

第二項技術是找出一個話題，然後要求每一位成員以輪流的方式（in a go-around）對該話題做出評論。在這項作法裡，所有的成員都必須對議題做出評論，並且將話題連結到自己，除非否認自己有與該議題相關的問題。在所有的成員都獲得機會發表自己對該議題的觀點之後，然後就可要求他們分享因應的策略。有些團體在進行期間裡，只有討論一個話題，可是在其他團體的進行期間裡，則會有兩個甚至三個的討論話題。

■ 因應策略

整合式團體治療模式鼓勵成員分享他們用來因應自己症狀的策略。對於大多數受精神病症狀所困擾的病人來說，這些因應策略是主要的關切焦點。改善考驗真實性的能力和降低幻覺及妄想的衝擊的方法，都可以由心理社會層面的介入（psychosocial interventions）來解決（Breier & Strauss, 1983; Cohen & Berk, 1985; Corrigan & Storzbach, 1993; Dobson et al., 1995; Falloon & Talbot, 1981; Kanas & Barr, 1984）。此外，對於幫助急性期病人以比較

有組織的方式提出自己的想法，團體是十分有用的形式。對於主
要受苦於負性症狀或人際問題的病人，透過參與每次團體，團體
也幫助他們變得不那麼退縮、有較多的口語表達、較多的互動。　　87

　　因應策略千百種，卻有某些共同的模式。有些病人發現，當
處於壓力下或引發焦慮的情境裡，他們會經驗到較多的精神病症
狀。對他們來說，減少帶有壓力的刺激就很有幫助，像是讓自己
一個人靜一靜、服用額外的藥物來放鬆自己、聽一些安詳的音
樂，或是離開紊亂的情境。其他的病人則發現，被孤立和刺激不
足則會使他們聽到的聲音變得更大聲，或者他們的被害妄想變得
更具威脅性。對他們來說，增加他們的活動程度將是個關鍵，像
是培養一項嗜好、看場電影、打電話給朋友、聽著大聲的音樂
（譯註：或唱卡拉 OK）。值得注意的是，少數病人也提到，走
到安靜的地方或是對著聲音大吼要它離開，有時可以帶來短暫的
解脫。不管策略為何，只要有用，病人就會感覺到自己能對自己
的疾病有所控制，這會提高病人的希望感而減少絕望感。

　　多年來都能成功因應症狀的病人會受到治療師的鼓勵，向病
情比較急性的精神病患者，以及難以處理自己的症狀和人際關係
的成員，分享他們的成功經驗。在此作法裡，後者可以學到有用
的策略與想法，前者因為自己能夠助人，也了解到自己有改善，
且狀況比團體其他成員來得好，於是自尊提升了。成員們所表達
的因應策略有些十分具有創意與新奇，因此，病人與病人間的忠
告要比治療師與病人間的勸告來得有用許多，只要可能的話，應多
加鼓勵。

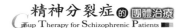
○ 每次團體的進行順序

　　表 5-2 列出一般來說每次團體所進行的事件順序。理想上，某位病人會在每次團體的初期提出一個適合的討論話題（如，聽到聲音）。然後，其他病人會將此問題連結到他們自己的狀況（如，聲音是什麼樣子的，以及如何影響他們的生活）。雖然可能有一到兩位病人會否認有問題，但大多數的成員會將該問題視為一個重要的議題。最後，病人可以彼此分享自己的因應策略（如，聽聽安詳的音樂或從事一項嗜好，會如何使聲音消失或減少聲音的強度）。此種由「辨識」到「普遍化」再到「因應」的討論順序，使病人帶著「我不是唯一有此問題」的感覺離開團體，他們能夠在一個支持性的環境裡去探索自己，學到因應自己症狀的方法，而且也可以對自己的疾病做到一些控制。如果沒有充分的時間來討論相關的因應策略，那麼可以在下一次的團體裡繼續討論。

88

表 5-2　每次團體典型的事件進行順序

辨識（identification）：應該在每次團體的初期找出與團體目標及精神分裂症病人需求有關連的一項適當話題。

然　後

普遍化（generalization）：所有的病人應該都有機會來討論該話題，就像是自己有同樣的問題一樣——如果病人沒有自發性的發言，可以在形式上採用請所有成員輪流發言的作法。

然　後

因應（coping）：病人應該與其他每一位成員分享自己的因應策略，而不是只接受治療師的忠告。

在實務工作上，此一順序很少自發性地發生，因為某些病人是非常沉靜或警戒的，其他病人則是焦慮或混亂的。當討論變得支吾或漫談，治療師應該介入，以協助成員重拾話題，並將討論維持在正軌上。治療師可能需要再說一次什麼樣的話題才是與團體討論有關，要鼓勵病人對彼此說話並看著對方。當病人提出一個不適當的議題，其中一位治療師可以用支持性的評論，將討論溫和地拉回到主題上，像是：「你提出一個非常有意思的話題，但我們正在討論有關聲音的話題，我們應該回到這個話題上來討論。」如果討論變得非常混亂或是引起焦慮，治療師就應該更努力介入以塑造成員間的交談（conversation）。治療師介入得愈多，團體就變得愈結構性，結果就是焦慮減輕，並塑造出某位成員已在掌控之中的觀感。

只要成員們持續圍繞著某個適當的話題互動著，治療師就應該保持安靜。這使病人們自發性地與其他團體成員互動，有助於他們獲得控制感與勝任感。這十分具有治療性，有時候即便討論的話題並不理想，治療師仍舊允許這類充滿互動的討論進行下去。例如，成員們非常熱絡、充滿生氣的討論著一個電視節目，只要治療師看到病人們都參與其中且彼此間有良好的連結，就可以讓這樣的討論再進行一會兒。

一般來說，治療師從團體的歷程中採集線索，不管是要加以介入還是要靜觀其變，端視話題的相關性、焦慮或衝突的程度，以及病人與其他人自發性互動的程度。

大多數的團體是由開放的討論所構成，病人們在團體裡被鼓勵去開啟交談，並為當天設定出某一項話題。雖然治療師試圖將討論引導至某個適當的部分，但很少使用由其他學者所採用的正式結構性活動（Douglas & Mueser, 1990; Hierholzer & Liberman,

89

1986; Yalom, 1983）。然而，有幾次團體會有讓病人相互認識，以及結束整個團體的時間，像是團體的第一次和最後一次，以及有新成員加入或成員離開的那幾次團體。

ⓒ 第一次與最後一次團體

　　在一個新的精神分裂症患者團體的第一次團體裡，治療師通常會從巡迴團體一遍開始，然後要求每一個人介紹自己的姓名。自我介紹做完之後，治療師會說明團體的目標與規則。病人被告知團體是為了那些曾經心理崩潰的人所舉行的，團體的目標在於幫助這些人去因應像是聽到聲音、感到猜疑、有令自己混淆的想法，以及難以和其他人相處等等之類的問題。他們還被進一步告知，治療師會盡其所能地協助團體成為一個安全的地方，他們可以預期透過開放地彼此討論自己的問題而學到很多。最後，他們被告知要準時出席；盡可能地參與討論；要自我克制，以避免大聲咆哮、暴力威脅、摔打物品或彼此互毆。接下來，成員們再輪流表達一次，重述他們的姓名、主要問題，以及希望從團體經驗裡獲得什麼。提出問題時，治療師試著從團體目標和主要討論話題的角度，將問題重新架構一次。在巡迴一圈之後，治療師選出一項似乎是大多數成員都深受影響的問題，然後要求成員們分享自己的因應策略。

　　在最後一次團體之前數週，就要提醒成員團體即將結束，以便讓他們有機會表達對於團體結束的想法與感受。在最後一次團體，治療師宣告團體的結束，並且詢問成員們的感受。巡迴團體一圈以詢問病人從團體的經驗裡有什麼收穫，是很有用的作法。

當巡迴結束，可以由治療師或其他團體成員給予回饋，指出成員們在團體所展現的進步。在最後一次團體裡，很重要的是振奮士氣與抱持正面觀點（uplifting and positive）。在結束時，互道再會，治療師期待病人幸福順利。

◎ 成員的新加入與離開

在進行中的開放式住院病人團體和門診病人長期團體裡，經常會有新成員加入。對住院病人來說，這種情形時常發生，尤其在病床更替快速的急性病房。重點是要快速地將新成員與團體整合起來，因為他們在出院之前能參加的團體次數並不多。

在住院病人與門診病人的團體裡，通常採用簡短的說明與介紹。首先，在每次團體一開始，先將新成員介紹給其他成員。接著，邀請舊成員描述一下團體裡所討論的議題類型，然後詢問新成員，所提出的問題中有哪一個同樣也是他們的困擾。在新成員回答後，治療師將新成員的問題與舊成員也有的相似問題串連起來，新成員藉此而了解到，他們並不是唯一有某種問題的人。這些問題之中的某個問題，可能變成該次團體的主題。於是在五至十分鐘內，新成員開始談起有關精神病或人際的議題，他們開始了解到自己並不是唯一有這些問題的人，他們正逐漸與團體整合在一起，然後某個問題被選為當天團體討論的主題。91

例如，

在急性病房的某次住院病人團體裡，Hank 出席了他的第一次團體。我明白指出這點，接著我們每個人輪流一圈做自我介紹。然

後，我詢問其他病人，是否能夠告訴 Hank 我們都在團體裡討論些什麼。他們回憶了三項我想在住院病人團體裡加以強化的話題：聽到聲音、感到猜疑，以及與其他人相處得更好。我志願提出第四項：出現令自己混淆的想法（having confused thoughts）。之後我問 Hank，這些議題有哪一項反映出他目前有的困擾。在他表示自己會聽到聲音之後，我請他描述一下聲音都說些什麼，以及這樣的經驗如何影響他的生活。然後，我說其他的團體成員也有人會聽到聲音，接著我邀請病人們對此做出評論。除了一個人以外，所有人都承認有聽到聲音，於是這點就變成團體討論的話題。

即將因出院而離開住院病人團體或門診團體的病人，應該在最後一次團體接近尾聲時給予他們一些時間，讓他們談談自己的計畫、談談因為參與團體的經驗而有什麼樣的收穫。治療師鼓勵所有成員向即將離開的成員說再見並表達支持。這不僅使成員之間更為親近，也讓成員們練習針對結束及失落做出合適的行為，而且讓即將離開的成員能夠看到自己的進步，並為仍繼續留在團體裡的成員們灌注希望。

對於大多數的門診病人，結束正代表的是一個高點，也就是病人從團體經驗裡獲得最大的治療效果。應該要告知病人，在考慮參加另一個團體之前，要給自己一小段的時間與機會來嘗試運用所學。因為大多數的病人會持續接受門診的諮商與藥物，如果病人期待的話，可以在幾個月後參加另一個團體。我也發現，有時間限制（time-limited）、總共進行十二次的門診病人團體相當有幫助，參加這類團體的病人們有一半以上，在兩年內如果有機會的話，會選擇再加入另一個由曾經參加過團體的病人所組成的團體（repeater's group; Kanas, 1991; Kanas & Smith, 1990）。對於

沒有足夠的人力進行這類長期持續的門診團體治療的單位來說，
這也提供了另一項不同的選擇。

　　在住院病人與門診病人團體裡，另一種與結束有關的議題類
型，是發生在有成員殺傷自己或是因為病情惡化而必須離開團體
的時候。當此種情形發生，其他許多的成員開始擔憂同樣的命運
會落在自己身上，並且想知道治療師是否能夠掌控這個團體。同
樣的，治療師有時會責怪自己，或是擔憂這類事件對其他團體成
員的影響。像這類戲劇性的事件需要經過開放的討論，成員們應
該獲得以下的再保證，包括團體會持續進行、狀況在治療師的掌
控之中，以及所發生的事件並不一定表示相同的事情會發生在其
他團體成員身上。

92

◯ 團體前的準備與介紹

　　在住院病人與門診病人團體，有新成員出席第一次團體之
前，其中一位帶領者必須向新成員介紹團體。此事前準備工作可
以減輕病人的焦慮、建立起團體治療師與病人之間的工作同盟、
使治療師得以觀察病人在會談期間的結構化人際場合裡的反應，
並且減少因不切實際的期待而中途退出團體的病人數量（Kanas,
1995; MacKenzie, 1990）。治療師要評估一下病人的診斷是否合
適參加團體、病人是否能夠忍受每一次的整個團體都坐在那兒。
如果前述的評估都通過，就告訴病人這是一個以討論為主的治療
團體，主要是針對像他或她這類曾經心理崩潰的人的需求所設計
的。然後，摘述一下團體的目標和討論的話題類型。治療師要告
訴新病人要準時且規律出席團體，並且盡可能地參與團體。治療

師也要強調從其他病人那裡獲得的學習所具有的價值，而不是強調從治療師那裡才可學習到。最後，治療師要說明「安全」是團體的一個重要因子，基於此，沒有任何一位成員可以出現口頭或肢體上的虐待或威脅行為。因為要和其他病人相處，精神分裂症病人需要被充分告知他們所接受的治療性質，並且獲得機會提出澄清和表示是否同意參與。新成員在剛開始治療時可能還很混亂，因此在第一次出席團體時，仍需要團體帶領者或舊成員不斷重複許多團體簡介的訊息。

93

同時接受團體與個別治療

大多數精神分裂症患者會因為諮商與藥物管理的緣故而接受個別的會談，可是，如第一章所介紹的，這些病人有許多都能從額外的心理社會層面治療裡獲益。如同前面的看法，團體治療是一種價值不菲的心理社會治療形式，但是個別治療的作法也可能是有幫助的。傳統上，精神病患者的個別治療比較以討論為主，是較為支持性的而比較不是揭露性的（uncovering），焦點則放在當前問題的實用性解決之道（practical solutions）上。

除了此種支持性治療之外，另外針對精神分裂症患者也發展出許多其他形式的個別治療。這些作法中有許多都採用了與本章先前所介紹精神分裂症患者團體技術類似的技巧。Corrigan 和 Storzbach（1993）討論了以(1)操作制約與增強策略，(2)因應技巧訓練，以及(3)與病人之間的合作性討論為基礎的三種介入類型。第一種介入類型適用的時機，是當症狀十分具有侵擾性或怪異而使其他人疏遠時。當症狀造成病人內心的苦惱時，第二種介入類

型便很有價值。第三種介入類型則適用於會妨礙病人發揮功能，但病人內心卻不以為有問題的妄想。Breier 和 Strauss（1983）認為，有關精神病的控制包含了三階段歷程：自我監督（self-monitoring；如，更能覺察到精神病行為的存在）、自我評估（self-evaluation；如，承認這些行為在意義上是代表某一疾病的病徵），以及自我控制（self-control；如，能夠調節精神病症狀的頻次與強度）。可以教導病人這些控制策略，而 Breier 和 Strauss 認為，控制策略可以歸納成三種常見的類別：自我指導（self-instruction）、減少對活動的涉入，以及增加對活動的涉入。Falloon 和 Talbot（1981）研究四十位精神分裂症門診病人後發現，將近半數或更多的病人提到以下的因應機轉在控制他們的聽幻覺上是有用的：改變他們的姿勢、投入一些特定的作業或活動、進行人際間的接觸、服用額外的藥物或物質（如，酒精）、減少或增加身體方面的活化程度（arousal；如，放鬆、聽音樂），以及在認知上改變他們對聲音的注意程度（如，想想其他事情）。Cohen 和 Berk（1985）在一項針對八十六位精神分裂症患者的研究裡發現，使用自我暗示來克服不想要的念頭、轉移到彼此有所區隔的活動（像是看電視、聽收音機），還有接受這是生活的一部分而學習與自己的症狀共同生活，都是常見的因應策略，雖然仍有 13 %的病人無助地宣稱，他們曾經努力控制自己的症狀但終究還是失敗。

　　有些作者將焦點放在可減緩精神病症狀的特定作法上。這些作法包括哼唱或開口說話，以便停止那些被認為與聽幻覺有關的碎碎念（subvocal speech; Bick & Kinsbourne, 1987; Green & Kinsbourne, 1990）；透過耳機或改變噪音量而調整聽覺上的刺激，得以補償那些被認為會導致精神病患者之精神病經驗的大腦半球

94

間缺陷（interhemispheric defects）和訊息處理障礙（Chiu et al., 1988; Green & Kotenko, 1980; Margo et al., 1981; Slade, 1974）；以及用來訓練精神分裂症患者處理自己症狀的認知行為技術（Eckman et al., 1992; Meichenbaum & Cameron, 1973）。這些特殊的作法對個別的病人有幫助，並傾向使用行為學或衛教的形式，來幫助精神分裂症病人因應他們的精神病經驗。雖然目前沒有一項作法被證實可成功運用到處於所有病情條件下的所有病人身上（Dobson et al., 1995; Galin et al., 1990; Geczy & Sultenfuss, 1995），但這些作法代表著除了傳統支持性個別治療以外令人感興趣的其他選擇，以及未來值得進一步的研究。

嘗試比較團體治療和個別治療兩種方式的研究回顧指出，這兩種作法的療效相近，根據堅實的研究發現且擁有較大的治療效率而贊同了團體治療（Kanas, 1986; MacKenzie, 1990, 1994; Tillitski, 1990; Toseland & Siporin, 1986）。例如，在一項針對三十二個比較個別與團體治療的研究所進行的回顧工作裡，Toseland 和 Siporin（1986）發現，兩種治療模式在其中二十四個研究裡並沒有出現明顯的差異，但是在其他八個研究裡，則認為團體治療明顯比較有效。他們下結論認為，在十二項進行同樣比較但團體成員中途流失率較低的研究裡，有十項研究認為團體治療要比個別治療來得有效。

有時同時採用兩種治療方式很有幫助，不過需要仔細評估病人的利弊得失（Kanas, 1995; Toseland & Siporin, 1986; van Montfoort & Thelosen, 1994）。對於那些不能接受治療師的回饋、但能接受來自有相似問題的其他人給予切合實際忠告的病人來說，在個別治療之外額外安排團體治療將會很有幫助。此外，有一些精神分裂症病人在一對一的情境裡所感受到的壓力，要大過在其

他人有時也會坐上「熱椅」（hot seat）的情境（如，在團體裡）。團體也提供某種人際方面的試驗場所，病人可以在某種安全的、受控制的環境裡練習與其他人互動。透過團體，可在當下進行此時此地的檢視，對於那些退縮或是用古怪方式與他人相處的病人來說，是相當有益的。最後，個別治療中的障礙與抗拒有時會比較容易在團體環境裡顯露出來，尤其是那些覺得受到支持並認同了團體其他成員的病人。

　　對於因病情突然轉變而需要多加注意的病人，或是對受苦於複雜或敏感的問題而需要更密集治療的病人，在團體治療外另外安排個別治療就會很有幫助。有些病人發現很難在團體裡開放自己，於是就在個別治療裡探索何以如此的理由。有些病人因為在團體裡接受來自各方的訊息而變得混淆或焦慮，對他們來說，個別治療可能是在他們病情穩定之前唯一所接受的非藥物形式的治療。因為一對一情境裡所受到的注意，使某些病人可能會認為個別治療是比較好或比較特殊的，所以當團體討論到此項議題時，宜坦率討論這兩種都極有價值的作法各自的利弊得失。

　　「合併治療」（combined therapy）一詞指稱的是，同一位治療師同時參與團體治療和個別治療，而「聯合治療」（conjoint therapy）一詞指稱的是，不同的治療方式安排了不同的治療師。由於在病人的處置上不需要花時間進行兩位或多位治療師之間的溝通，也因為可以將治療師被分成好的與壞的客體的情形減到最低，多數治療師都偏好合併治療的作法。一些沒有機會與治療師個別見面的病人，可能會怨恨能與治療師一對一見面的其他團體成員，雖然此種競爭的議題通常會在團體裡進行探討。當有必要減少一對一的移情強度，或者治療師沒有受過同時進行個別與團體治療的良好訓練時，聯合治療會是一項有用的安排。不過，無 96

論是採用合併還是聯合治療，只要治療目標具體清楚，並且能清楚區分個別與團體治療之間的界線，個別治療與團體治療就能夠彼此補足。

參考文獻

Bick PA, Kinsbourne M: Auditory hallucinations and subvocal speech in schizophrenic patients. Am J Psychiatry 144:222–225, 1987

Breier A, Strauss JS: Self-control in psychotic disorders. Arch Gen Psychiatry 40:1141–1145, 1983

Chiu LPW, Putkonen AR, Rimon R: Control of auditory and visual hallucinations using two behavioural techniques: a case report. Psychiatria Fennica 19:75–85, 1988

Cohen CI, Berk LA: Personal coping styles of schizophrenic outpatients. Hosp Community Psychiatry 36:407–410, 1985

Corrigan PW, Storzbach DM: Behavioral interventions for alleviating psychotic symptoms. Hosp Community Psychiatry 44:341–347, 1993

Dobson DJG, McDougall G, Busheikin J, et al: Effects of social skills training and social milieu treatment on symptoms of schizophrenia. Psychiatric Services 46:376–380, 1995

Douglas MS, Mueser KT: Teaching conflict resolution skills to the chronically ill. Behav Modif 14:519–547, 1990

Drake RE, Sederer LI: The adverse effects of intensive treatment of chronic schizophrenia. Compr Psychiatry 27:313–326, 1986

Eckman TA, Wirshing WC, Marder SR, et al: Techniques for training schizophrenic patients in illness self-management: a controlled trial. Am J Psychiatry 149:1549–1555, 1992

Falloon IRH, Talbot RE: Persistent auditory hallucinations: coping mechanisms and implications for management. Psychol Med 11:329–339, 1981

Galin D, Rodgers V, Merrin EL: Story recall under monaural and binaural conditions in psychiatric patients. Biol Psychiatry 28:794–808, 1990

Geczy B, Sultenfuss J: Group psychotherapy on state hospital admission wards. Int J Group Psychother 45:1–15, 1995

Green MF, Kinsbourne M: Subvocal activity and auditory hallucinations: clues for behavioral treatments? Schizophr Bull 16:617–625, 1990

Green P, Kotenko V: Superior speech comprehension in schizophrenics under monaural versus binaural listening conditions. J Abnorm Psychol 89:399–408, 1980

Hierholzer RW, Liberman RP: Successful living: a social skills and problem-solving group for the chronic mentally ill. Hosp Community Psychiatry 37:913–918, 1986

Kanas N: Group therapy with schizophrenics: a review of controlled studies. Int J Group Psychother 36:339–351, 1986

Kanas N: Group therapy with schizophrenic patients: a short-term, homogeneous approach. Int J Group Psychother 41:33–48, 1991

Kanas N: Group psychotherapy, in Review of General Psychiatry, 4th Edition. Edited by Goldmann HH. Norwalk, CT, Appleton & Lange, 1995, pp 454–460

Kanas N, Barr MA: Short-term homogeneous group therapy for schizophrenic inpatients: a questionnaire evaluation. Group 6:32–38, 1982

Kanas N, Barr MA: Self-control of psychotic productions in schizophrenics. Arch Gen Psychiatry 41:919–920, 1984

Kanas N, Smith AJ: Schizophrenic group process: a comparison and replication using the HIM-G. Group 14:246–252, 1990

Kanas N, Rogers M, Kreth E, et al: The effectiveness of group psychotherapy during the first three weeks of hospitalization: a controlled study. J Nerv Ment Dis 168:487–492, 1980

Kibel HD: The therapeutic use of splitting: the role of the mother-group in therapeutic differentiation and practicing, in Psychoanalytic Group Theory and Therapy. Edited by Tuttman S. Madison, CT, International Universities Press, 1991, pp 113–132

MacDonald WS, Blochberger CW, Maynard HM: Group therapy: a comparison of patient-led and staff-led groups on an open hospital ward. Psychiatr Q 38 (suppl):290–303, 1964

MacKenzie KR: Introduction to Time-Limited Group Psychotherapy. Washington, DC, American Psychiatric Press, 1990

MacKenzie KR: Where is here and when is now? the adaptational chal-
lenge of mental health reform for group psychotherapy. Int J Group
Psychother 44:407–428, 1994

Margo A, Hemsley DR, Slade PD: The effects of varying auditory input
on schizophrenic hallucinations. Br J Psychiatry 139:122–127, 1981

Meichenbaum D, Cameron R: Training schizophrenics to talk to them-
selves: a means of developing attentional controls. Behavior Therapy
4:515–534, 1973

Pattison EM, Brissenden E, Wohl T: Assessing special effects of inpatient
group psychotherapy. Int J Group Psychother 17:283–297, 1967

Slade PD: The external control of auditory hallucinations: an information
theory analysis. British Journal of Social and Clinical Psychology
13:73–79, 1974

Strassberg DS, Roback HB, Anchor KN, et al: Self-disclosure in group ther-
apy with schizophrenics. Arch Gen Psychiatry 32:1259–1261, 1975

Tillitski CJ: A meta-analysis of estimated effect sizes for group versus in-
dividual versus control treatments. Int J Group Psychother 40:215–
224, 1990

Toseland RW, Siporin M: When to recommend group treatment: a review
of the clinical and the research literature. Int J Group Psychother
36:171–201, 1986

van Montfoort R, Thelosen E: Combined individual and group-analytic
psychotherapy with young psychotics. Group Analysis 27:497–503,
1994

Weiner MF: Outcome of psychoanalytically oriented group psychother-
apy. Group 8:3–12, 1984

Yalom ID: Inpatient Group Psychotherapy. New York, Basic Books, 1983

第 6 章
臨床議題：
團體歷程

團體歷程（group process）與一個團體的特色、規範及氣氛   99
有關。它定義了在單一次團體期間發生了什麼，以及單次團體與
單次團體之間所發生的改變。團體歷程包含了像是團體動力、發
展階段和治療因子等概念。因為團體的內在環境不只受到團體成
員的特殊問題的影響，還受到成員們由其社會價值所決定出的一
般生活見解的影響，所以，比較某一特定的治療方法在不同社群
裡的運用成效，有助於檢視文化因子對此療法的限制。一旦能掌
握團體歷程的特徵，就比較容易教授給其他人。本章將根據精神
分裂症病人之整合式治療團體模式，思索此模式之價值和成本效
益，以檢視這些團體議題。

團體動力學

當病人基於各種目的而在各次的團體裡互動時，諸多力量便

開始運作，這正是人類集體行為（collective human behavior）的一項特徵。這些力量不只是所有發生之互動的簡單加總而已，這些力量深深影響著每一位成員。其中一個例子就是一位奉公守法的人，因為暴民規則（mob rule）的影響而變成一位無理暴力的罪犯。這些集體力量的運作方式正是團體動力的本質。

基於以下的理由，治療師要對團體動力保持敏銳。第一，某
100　些環境比起其他環境更能夠促進有用的改變，帶領者的工作就是試著盡可能地提升團體的治療潛能。第二，當不合理的力量可能形成威脅而使進展遲緩或成員心理受傷，治療師可以採取特定技術來介入，以矯正問題並保護病人安全。第三，帶領者可在三種層次上進行客觀性或解析性的評論：對個別的病人、對兩位互動不恰當的病人、對整個團體（Agazarian, 1983）。因此，治療師必須在當下情境裡，持續對團體動力、個人內在心理動力以及人際間動力等相關影響保持警覺，以便決定在哪個層次進行介入。

根據經驗，當一個人出現問題時，介入是針對個人的層次；當有兩個人不恰當互動著，此時介入是針對人際（二元）層次；當三位或更多人受到同樣的影響時，介入則是針對團體的層次。例如，如果有一個人會聽到聲音，他或她就變成了介入的焦點。如果有兩個人針對某項扭曲的信念而不願彼此傾聽時，他們缺乏溝通能力的情形就變成了當下介入的議題。如果三位或更多人拒絕談論他們多疑的想法，因為從整個團體來考量，他們普遍的抗拒或不信任就可能變成討論的話題。

比起談論和團體外的人士有關的過去議題（彼時彼地），Yalom（1975）認為，反而透過談論該次團體期間當下涉及彼此的議題（此時此地），病人們學到更多。此時此地的作法具有立即性，尤其是當某一特殊的症狀或人際問題被所有團體成員直接

觀察到的時候。因為此時此地的作法能敏感於成員當下的心理狀態，所以專注於此時此地的焦點也是進入團體動力的一個窗口。這使團體帶領員得以快速、自然地以病人可以了解的方法，做出有關團體歷程的評論。

在整合式團體取向，帶領者透過鼓勵成員們彼此注視，及談論與當前的症狀或人際有關的問題（不管是在團體內的還是目前在病房或家庭內的都可以），試圖將團體的焦點集中在此時此地。如果病人仍舊談論著過往，帶領者可能需要採取團體層次的介入，並明白指出若成員們能談論當前的議題，便能從每次的團體有更多的收穫。

治療師們積極鼓勵各種屬於互動性的、探討與精神分裂症病人需求一致之議題的討論。當帶領者注意到團體自然而然且自發性地進行這類的討論，就可保持沉默。當他們注意到團體變得混亂或安靜，他們便開始介入，以提供團體結構，並協助成員們聚焦在相關的話題範疇上。當團體內的張力開始增加（*如，成員們變得鬆散、激動或想要離開團體室*），或是將要爆發憤怒或肢體上的對峙，帶領者就會改變使團體感到不安全的話題或評論，並且建議先中止討論。

由我和我的同事所進行有關歷程的研究，陳明了許多團體的環境，我們將在第七章回顧這些研究。簡單來說，這些團體都是凝聚且只有低程度的躲避、衝突與焦慮。病人們都能接受有關其問題之重要層面的面質，他們並未有太多的抗拒。這些治療師們積極主動，並定義出這些團體獨特的參數。討論的話題都與團體目標一致，一般來說，是由有關「如何與他人互動得更好」以及「如何因應精神病經驗」等議題所組成。整體來說，這些團體的氣氛是互動、開放和安全的。

101

○ 團體發展階段

　　任何一個運作中的系統，從單細胞到複雜的政府單位，都會隨著時間而有所變化與發展。如果團體是屬於開放性質的，重要的改變因子還包括新成員的加入或舊成員的離開。一旦成員有所變動，也就又形成了一個新的團體，團體動力在許多特徵上將有所轉變。有些退化的情形會在新成員融入團體之時，以及在離去成員帶走了相關的團體文化和團體穩定性之時發生。因此，開放式團體的進展，其特徵是進入某種有效運作的模式，但只要成員組成有所改變，就會退回到先前的模式裡。

102　　在封閉式團體，成員關係相對來說是比較穩定的，便可觀察到團體歷程的階段順序，尤其是在長期的團體環境裡。此順序要比開放式團體的順序來得更為線性，從一個階段進展到另一個階段，主要取決於先前階段之相關議題獲得成功的解決。如果議題未能成功解決，團體可能中斷而停止下來，無法進一步發展。目前已廣泛假設所有封閉性質的治療團體都會經歷相同的階段順序，雖然每一個階段的時間長短隨著各個團體而有所不同。

　　大多數的概念系統對於歷程（process）都提出了相似的議題，雖然從三階段（Yalom, 1975）到九階段（Beck, 1981）都有。再者，它們幾乎都是談非精神病患者的封閉式團體。這些團體初期的特徵是在參與上有所遲疑、常規行為（normative behavior）的建立，以及有凝聚力之環境的形成。成員們依賴帶領者提供指引和結構。接下來的階段是成員開始激進地與他人有所分化（differentiate），並建立起某種階級組織（hierarchy）。彼此關

係是帶有衝突的，反抗治療師、中途退出團體的情形（dropouts）最常在此階段發生。當成員們解決了自己有關分化的議題後，團體又再度變得充滿凝聚與信任，治療師重新被統整為一位有幫助的導師，而非一位被依賴或要竭力對抗的人。建設性的心理工作會於此時發生，成員們變得更為自發與開放，他們視各自為會提出事情彼此分享的獨立個體。當成員們對團體付出也從團體獲取時，便增加了獨立自主（independence）。學習就來到了下一個階段，將團體所學「類化」（generalize）到團體外的情境裡。最後，成員們準備單飛，團體便畫下休止符。

我們的一些研究曾使用一項名為團體氣氛問卷（Group Climate Questionnaire, GCQ-S）的歷程工具的簡短版本，這是由MacKenzie（1983, 1990）所發展出來的，因為 GCQ-S 可以用來測量封閉式治療團體的發展階段，我在此就簡短描述一下此系統。GCQ-S 由十二項有關團體歷程的描述所構成，由治療師或病人在每一次團體結束後，以 Likert 氏七點量尺進行評量。依據這些評量，可以得到有關團體氣氛的三種向度：投入（engaged；一項有關團體凝聚力的指標）、躲避（avoiding；一項有關抗拒面對問題的指標），以及衝突（conflict；一項有關人際間摩擦的指標）。MacKenzie（1990）以及 MacKenzie 和 Livesley（1983）都曾提到依據 GCQ-S 系統所定義出的團體發展六階段：投入（engagement）、分化（differentiation）、個體化（individuation）、親近（intimacy）、互惠（mutuality），以及結束（termination）。表 6-1 列出這些階段，也列出每個階段在「投入」、「躲避」和「衝突」等層面特有的模式。

在封閉式整合性團體，令我印象深刻的是，成員們似乎隨著時間進行而有比較好的連結和開放程度，很少見到衝突與焦慮。

103

表 6-1　團體發展階段以及團體氣氛問卷簡短版階段

階段	向度分數		
	投入	躲避	衝突
1.投入	高	低	低
2.分化	低	高	高
3.個體化	高	低	低
4.親近	高	高	低
5.互惠	高	低	高
6.結束	沒有提到特有的模式		

這些臨床觀察獲得一些依據 GCQ-S 系統的發現的支持，這些發現指出在團體前六個月裡，沒有截然劃分之階段順序，而且有一股凝聚力逐漸增加、而躲避及衝突減少的趨勢（Kanas et al., 1984, 1989a）。這些結果附和了由 Isbell 等人（1992）所進行有關精神分裂症病人團體之第二個為期十五個月的歷程研究，該研究結論中提到，透過使用團體環境量表（Group Environment Scale），團體一直處於偏高且逐漸增加的凝聚力，沒有證據指出這段時間裡有可以明確劃分的階段。

可能是精神分裂症病人無法忍受焦慮和強烈的情感，精神分裂症病人團體因此沒有和非精神病患者團體一樣的團體發展階段。精神官能症與性格疾患病人的團體必須經過分化與衝突階段，才能夠進入稍後的親近與互惠階段。精神分裂症病人團體可能因為這些病人對於分化階段所發生的壓力缺乏忍受力而停止前進。換個說法，或許聚焦於安全與支持，可以在團體發展的早期階段留住病人，因為這就不會讓病人們在團體裡經驗到或是要去處理強烈的情感和衝突。此一人為的技術在整合取向模式裡運用

的情形，多於其他團體取向。不過，已經有其他學者發現，精神分裂症病人無法忍受焦慮和強烈的負面情緒（Drake & Sederer, 1986; Geczy & Sultenfuss, 1995; Kanas et al., 1980; MacDonald et al., 1964; Pattison et al., 1967; Strassberg et al., 1975; Weiner, 1984）。

　　然而，暫不管 GCQ-S 的發現是基於什麼樣的理由，團體環境若能使精神分裂症病人隨著時間而愈來愈彼此信任與開放，確實是個正面的好事。病人們不被預期會獲得發展上的領悟，或是疏通了那些會引發焦慮的早期創傷衝突；相反的，他們被要求分享因應症狀的策略，並且學習能與其他人有更好連結的方法。謹記這些目標，或許凝聚力增加而躲避及衝突減少的模式，對由精神分裂症病人組成的治療團體來說，是一種隨著時間發展的適當方式，至少在前六個月的團體或是在此模式出現之後的團體都是如此。

● 治療因子

　　團體歷程有個重要層面是有助於病人病情改善的因素。MacKenzie（1990）提到了以下四種：「支持」因素、「自我揭露」因素、「向他人學習」因素，以及「心理工作」（psychological work）因素。根據一項文獻回顧，Bloch 等人（1981）區分出十項能套用在治療團體的治療因子：接納〔acceptance；凝聚（cohesiveness）〕、利他主義（altruism）、宣洩（catharsis）、存在因素（existential factors）、指引（guidance）、領悟（insight）、希望灌注（instillation of hope）、互動（interaction）、

自我揭露（self-disclosure）、替代學習（vicarious learning）。

Yalom（1975）描述了一種用來研究團體的這些治療性特徵的方法，他將這些治療性特徵稱為療效因子（curative factors）。

105 出院時，病人會收到上面列有六十道描述的表單，陳述了與他們的團體經驗有關的十二種可能有幫助的屬性。接著，這些病人依據有用性（helpfulness）來評比這些描述。然後，使用這些描述的排序，產生一個類似十二項療效因子的排序。這些因子包括利他主義（幫助他人）；宣洩（將內心的感受表達出來）；存在因素〔學習如何因應生活的無意義感（futility of life）〕；家庭經驗重現（再次體驗家庭議題）；團體凝聚力（感覺自己是這個團體的一份子）；指引（接受忠告）；認同（模仿其他人的特點）；領悟或自我了解（更能覺察潛意識動機與衝突）；希望灌注（因為看到其他人改善而感到樂觀）；人際的學習、輸入（接受有關人際行為的回饋）；人際學習、輸出（學習如何與其他人相處）；以及普同性（universality；感覺自己與其他人之間比較沒那麼孤立）。

此種依據病人評比來排序團體療效因子的方法，已有許多研究使用。表6-2摘述了其中兩個研究。如同表中所展示的，Yalom
106 （1975）的精神科住院病人對於他們長期、封閉性質的團體的評比，大多是基於他們可以獲得有關人際行為的回饋、給予他們機會去抒發他們自己的感受、覺得被其他人接納，以及有助於覺察到潛意識的動機和衝突。相反的，在一項有一百位精神科住院病人參與的研究裡，Maxment（1973）發現到不同的排序。他的病人對於所參與短期開放性質團體的評比，大多是基於因為看到其他人改善而變得樂觀、覺得被接納、因為能夠幫助別人而改善他們的自尊，以及覺得比較不那麼孤立。如同可能從表6-2所推論

表 6-2　團體治療療效因子　　105

排序等級	精神科門診病人 （Yalom, 1975）	精神科住院病人 （Maxmen, 1973）
1	人際輸入	希望灌注
2	宣洩	團體凝聚力
3	團體凝聚力	利他主義
4	領悟	普同性
5	人際輸出	人際輸入
6	存在因素	存在因素
7	普同性	人際輸出
8	希望灌注	宣洩
9	利他主義	領悟
10	家庭經驗重現	指引
11	指引	家庭經驗重現
12	認同	認同

的，治療團體實際上有用的特質可能隨著好幾項因素而有所不同，像是團體成員的類型、環境設施，以及團體次數等。　106

我和我同事沒有使用 Yalom（1975）的六十道描述排列法來評估整合式取向團體，因為這六十道題目並沒有強調精神科病人的需求。但是，我們建構了一份包含十三道治療因子描述的出院問卷，有點類似 Yalom 所使用的描述，是我們特別為精神分裂症病人所開發的。我們使用此問卷來研究住院病人團體（Kanas & Barr, 1982）以及門診病人團體（Kanas et al., 1988）。這十三道描述的排序如表 6-3。

這兩種排序彼此之間有顯著相關，表示在兩種團體環境裡的病人發現了相似的有用特質。團體對於可以學習與他人互動的方

107　表 6-3　精神分裂症團體治療因子問卷

描　　述	住院病人的排序[a]	門診病人團體的排序[b]
團體給我一個表達情緒的空間	1	7
團體讓我知道我不是唯一一個有這些問題的人	2	4
團體幫助我比較不那麼懷疑別人	3	1
團體讓我知道我可以幫助其他人	4	4
團體教導我如何能和別人相處得更好	5	2
團體幫助我判斷真實情形與我的想像之間的差別	6	2
團體幫助我更懂得如何處理我的聲音和／或看見的東西	7	8
團體幫助我覺得我的未來有希望	7	6
團體讓我領悟到我的問題的原因	9	8
團體在我的疾病性質方面給了很有用的建議	10	8
團體在藥物方面給了我很有用的意見	10	8
團體幫助我學會控制我的一些情緒	12	12
團體在工作、財務和處所方面給了我很有用的忠告	13	12

[a] Kanas & Barr, 1982。[b] Kanas et al., 1988

106　法、可以考驗真實性和因應精神病經驗，還有可以表達感受等的看重，要多過對於獲得領悟，以及接受有關疾病、藥物、財務方面之指引的看重。有關 Yalom（1975）的普同性和利他主義等建構的特定描述，在住院病人團體裡，分別被排序為第二和第四，但在門診病人團體裡，兩者都被評為第四。在兩種團體環境裡，

一項有關獲得領悟的描述以及三項有關接受忠告的描述，則被排為第八或更後面。這兩項有關治療因子的排序，似乎在概念上與 Maxmen（1973）的相似程度要多於 Yalom 的，可以了解這是因為 Maxmen 的住院病人團體包含了精神分裂症病人以及其他急性障礙的病人，而 Yalom 的團體則是由較高功能的病人所組成的。此外，Maxmen 的病人平均參加的團體次數（九次），也比 Yalom 病人平均約六十四次的團體，更近似於我們的住院病人及門診病人團體（分別平均為九次與十二次）。因此，這三個短期團體樣本裡的病人有相似的團體經驗量，這點與 Yalom 的長期團體樣本則有非常大的差別。

　　整合式團體的其他特徵也具有治療效益。在住院病房與門診兩種環境裡，團體似乎是在比較高的工作水準上運作著，成員們在一個安全且開放而少有團體抗拒的環境裡，接受有關自己問題之重要層面的面質。治療師們積極主動協助團體達成任務目標，他們是決定團體之獨特性質的主要影響力量（Kanas & Smith, 1990; Kanas et al., 1985）。整合式團體的凝聚力可能相似或甚至高於其他治療團體，而躲避、衝突與焦慮則是比較低〔N. Kanas，未出版之研究，1994 年 8 月（參考第七章）；Kanas et al., 1989a〕。重要的討論主題都是探討如何改善與其他人的互動，以及如何因應精神分裂病症狀，而涉及有關疾病性質、藥物和經濟狀況之建議的主題則相當少見〔N. Kanas，未出版之研究，1994 年 8 月（參考第七章）；Kanas & Barr, 1986; Kanas et al., 1988, 1989a〕。這些歷程特徵裡，有大多數符合精神分裂症病人的需求和團體療法的目標。

　　最後，強調團體期間病人們之間的彼此互動，在兩方面是具有治療性的。第一，成員們透過與「就在當下這裡」（have been

107

108

there）的其他成員們討論議題，學到了處理問題的方法。除了那些可預期的比較常見的因應策略之外，也提供了新奇的解決方式。例如，有些病人提到當他們進入一個隔離區或是大吼著要聲音離開，聽幻覺就會消失或強度減弱。第二，在分享想法的過程中，團體成員彼此互動，他們也被鼓勵去注意及指導（look at and direct）他們對彼此的評論。因此，他們就在此時此地練習那些可以被類推運用到發生在團體外之互動的重要人際技巧。

文化觀點

在美國，使用整合式模型的團體，都是在一般精神科以及由非裔美人、亞洲移民或亞裔美人所組成而對文化敏感的特殊單位裡舉行。這些團體也開始在蘇聯（Kanas, 1991a）和英國（參考第七章）的精神科住院病房裡舉辦，而描述此模式的文章也被翻譯成日文（Kanas, 1992a, 1992b）。臨床與實證上的發現也都支持此作法在這些不同環境裡的使用價值，當地的醫護人員與受訓者都能夠在相當短的時間裡了解並運用這些技術。全世界的精神分裂症病人全都苦於相似的症狀和關係問題，而處理這些需求的治療策略必定是國際通用的（relevant internationally）。可是，有一些是屬於臨床工作者必須要有所覺察的文化特定議題，我現在就要回到這些議題上。請記住，目前任何所得到的結論都只僅適用在先前所提過的團體環境。

某一家座落於大城市且非常繁忙的一般綜合醫院裡，成立了能敏察文化議題的病房（culture-sensitive units），以滿足眾多在該城市生活的少數民族病人的特殊需求。這類病房會特別注意那

109

些對非裔美人患者有所影響的問題。醫護人員與病人大多是黑人，此計畫案對於有關歧視和非裔美人文化的議題都保持警覺。我是此方案裡精神分裂症病人團體的督導，治療師包括了一位白人社會工作者以及好幾位黑人護士。雖然團體一般都能夠維持在預定的目標上，但有時候仍會因為那些激起病人興致的社會議題而偏離這些目標。

例如，

　　有一次，團體開始討論充滿猜疑的想法，團體也進展到思考如何去考驗某個猜疑念頭的真實性。Alvin（一位氣憤的妄想型精神分裂症病人）脫口說出他無法信任任何一位白人，並且暗指有位白人陰謀對抗所有在該城市生活的黑人。當其中一位治療師（一位黑人護士）挑戰此一主張的普遍性，其他病人開始贊同Alvin，討論也開始聚焦在與歧視有關的社會議題。帶領者們指出，此計畫案裡有其他時間可以用來討論這類議題，他們試圖從真實性考驗以及病人的症狀來重新架構團體的討論。可是，團體成員們並不想要這樣，他們持續聚焦在被歧視的感受上，一直到該次團體結束。

在這個團體，帶有強烈情緒的社會議題影響著這些非裔美人的病人們，並且開始與有關他們特殊疾病的議題（如，精神病的症狀）混淆在一起，儘管社會議題可以在其他時間裡進行探討。某些團體，在病人們能夠聽進去治療師試圖考驗真實性及處理他們症狀而做的評論之前，通常需要一點時間來暫時宣洩他們被歧視的感受。只要病人們彼此互動且相互支持，他們就至少能夠在團體的此時此地當中，練習改善他們的社交技巧。

在一個主要是亞洲移民和亞裔美人的類似單位裡，舉辦了一

110

個精神分裂症病人團體。因為有好幾種文化出現，於是決定在團
體中採用英語。此一決定卻剔除了少數最近剛移民過來而只熟悉
自己母語的病人。可是，其他病人（甚至一些母語為英語的病
人），都提到害怕因為參加團體要在其他成員們面前承認自己的
問題而覺得沒「面子」，於是拒絕參加團體。這造成可能因為成
員人數不足而開不成團體的危機。我們處理這個問題的方式是，
允許隔壁病房的非亞裔精神分裂症病人參加團體。所造成的文化
異質性並沒有出現任何問題，因為病人們在診斷上都是同質的，
並且我們能夠維持足夠的關鍵人物來持續進行團體。遺憾的是，
我們未能服務到那些因為語言和「面子」問題而不參加團體的病
人們。或許，如果我們有足夠的病人數（和治療師）都熟習某一
種非英語的語言而能夠舉辦第二個團體，有關想保有面子的擔憂
就可能獲得成功的處理。

　　有關成員抗拒在治療團體裡說話的議題，對治療師的影響可
能要多於病人。這可能是因為經驗和技巧不足，但也可能是因為
某個國家的政治情勢以及治療師對於病人會如何回應有什麼樣的
看法。

　　例如，

　　　我曾經督導過俄國（當時還是蘇維埃聯合政府時期）一家大型
　　精神科教學醫院女性病房的住院病人團體。因為當時進行的改革開
111　　放（glasnost），蘇維埃社會變得比較開放，對於醫院裡新的心理
　　治療作法有著濃厚的興致。團體是以俄語進行，由四位女性精神分
　　裂症病人和兩位治療師（一位女性臨床心理師以及一位女性精神科
　　住院醫師）所組成。在一位翻譯人員的陪同之下，我坐在團體圓圈
　　外的團體治療室某個角落裡，觀察了好幾次的團體。在第一次團

體，我注意到治療師們似乎對病人們都十分冷淡。他們都很遲疑要不要去探問成員們的個人資訊，無法更進一步循著那些病人可能經驗到精神病症狀的線索，甚至請求病人的許可，看看是否可以詢問他們的感受。病人一般來說都是很沉靜的，彼此間沒有太多的互動，對治療師的問題也只是給予最低程度的回應。在這次團體結束之後，我建議治療師們應該有更多的面質，並且直接詢問病人們是否聽到聲音、心裡覺得猜疑、經驗到令人混淆的想法，或是否有與他人相處上的問題。此外，我也描述了一些他們能夠用來促使病人彼此間有更多互動的技術。治療師們都抗拒這麼做，他們說蘇維埃的人民要比美國人來得更為講究隱私與更為警戒，在蘇聯這個國度裡的醫病關係要比美國來得更為正式。但我仍舊堅持我的建議。

下一次團體的剛開始仍和前一次團體大同小異。可是，團體進行了一半的時候，心理師詢問其中一位病人是否有聽到聲音。這位病人說有聽到，並且附加提到要在其他人面前談論這點，對她而言非常困難。當治療師邀請其他病人給予評論時，病人們都是充滿支持的，並且開始描述他們自己的精神病經驗。在該次團體之後，治療師們表示非常驚訝病人們有這麼多的自我揭露，並且是那麼輕易地回應此種溫和的面質。在後續幾次的團體裡，治療師們有了比較多的指導與主動，病人們也有所回應。

治療師們抗拒去面質病人，可能是因為他們缺乏經驗帶領這種新的團體。可是，這也反映出一種過去和從封閉社會裡成長的病人們相處的經驗而形成的態度，也夾雜了團體室裡還有翻譯者和我兩個人的狀況。可是，當探討到他們的症狀時，病人們也都開放地談論起來，團體開始有了和在美國及其他地區的團體一樣的表現。精神分裂症病人在症狀與關係方面的需求都超越了國與

112

國之間的界線，儘管有政治與文化上的限制，仍會對適當的治療法有所反應。

在英國某個大城市的綜合醫院裡舉辦的一項精神分裂症住院病人團體，文化方面的議題似乎也是超越疆界的。雖然大多數的病人是英國人，其中有一些是在不同國家出生的，在人口學基本背景方面有很大的差別。例如，二十位參與前十次團體的病人裡，有十二位是男性；這二十位當中有十位黑人、八位白人，以及兩位亞洲人。此外，團體裡的病人們來自兩個不同的病房，每個病房都有自己專屬的醫護人員與治療方案。儘管有這樣的差別，團體在有關凝聚力的測量上，得分明顯超過美國的團體，所記錄的討論主題有 77% 是探討如何因應精神病經驗，以及如何與其他人相處得更好。雖然有許多因素可以用來說明這些發現（參考第七章），但是他們認為，不同的精神分裂症病人團體都能夠在他們共有的疾病上彼此聯繫，並聚焦在和團體目標有關的主題上。

◉ 訓練與督導

本書提出的治療模型已教導給許多心靈健康醫護人員與受訓者。證據指出，經由此訓練所創造出的團體環境很相似，雖然是不同的治療師與病人，也不論是在住院病房還是門診環境下舉辦的團體（Kanas & Smith, 1990）。臨床上，此團體治療模型成功輸出到美國以外的國家。透過合併訓練與督導的作法，我發現可以在三個月內教會基本技術。

此訓練模型（我喜歡運用在進行中的住院病人團體）一開始

是受訓者參與有關團體的講授課程，閱讀一些相關的臨床及實證文獻，以及觀看先前的團體治療錄影帶。強烈擁護醫學模型（medical model）的受訓者，不妨試著接觸一些支持心理社會層面介入對精神分裂症病人的治療價值的文獻，對自己會很有幫助（Africa & Schwartz, 1992; Breier & Strauss, 1983; Cohen & Berk, 1985; Corrigan & Storzbrach, 1993; Dobson et al., 1995; Engel, 1980; Falloon & Talbot, 1981; Kanas & Barr, 1984; Kaplan & Sadock, 1989）。與督導者討論過一些整合式團體技術之後，受訓者便可透過單面鏡或坐在團體圈圈外來觀看有經驗的治療師帶領團體。

　　安排受訓者在單面鏡後面觀看有個好處，就是受訓者（以及有興趣的醫護工作人員）可以觀察並且即時與督導者討論團體歷程。對所有觀察者來說，有個很重要的部分，就是在團體一開始的時候要向病人自我介紹，這是基於保密（confidentiality）的理由。此外，病人們如果知道有誰在單面鏡之後，在團體裡也比較不會那麼猜疑，回應時也比較自然。任何一位晚到而沒有向病人自我介紹的人，都不被允許觀察團體。有時候，當有許多人進行觀察時，團體的討論很明顯會因為單面鏡之後的人們，而開始聚焦在信任的議題上。治療師必須敏察這一點，並且提出「正在被他人觀察」這個此時此地的議題作為一項討論主題。如果病人們持續猜疑，我有時候會點亮觀察室的燈（當觀察室的亮度大於團體室，單面鏡的效果便反轉過來了），好讓病人們看看有哪些人正透過單面鏡在觀察他們。

　　當該次團體結束且病人離開後，所有觀察員加上兩位治療師聚在一起十到十五分鐘，重新回顧團體發生的情形。只要幾次團體之後，通常受訓者當中會有人感覺已經做好準備，他或她就可以擔任協同治療師的角色，與一位有經驗的治療師搭配。同樣

的，觀察者與治療師在每次團體結束後都要回顧該次團體。如此方式反覆進行，直到每一位新的帶領者都有擔任過協同治療師而與一位有經驗的工作伙伴搭配進行數次團體的經驗，此時，受訓者們就可以彼此搭配來帶領團體了。

督導者必須尊重治療師，也必須敏察到是「他們允許讓受訓者和其他工作伙伴觀察他們的治療團體工作」這項事實。藉由探討有關團體歷程和技術議題，學習將在協同精神（a spirit of collegiality）下發生。團體督導不是一個用來評論一個人表現如何的地方；督導者與受訓者之間的私人督導才是依此目的的安排。

在封閉式門診病人團體的整個過程裡，可能會有同樣一組人來搭配形成協同帶領。因此，如果受訓者仍對團體治療感到陌生，他或她便需要與一位比較有經驗的協同治療師搭配。如果受訓者先前有帶領過類似的團體（如精神分裂症住院病人團體），他們就可以一起帶領這個團體。不管是上述兩種的哪一種情形，最好是有督導者透過單面鏡或直接坐在團體圓圈外來觀察他們工作的情形。因為比起住院病人團體，門診病人團體通常見面頻次較少、每次團體時間較長，所以每次團體結束後的回顧可能要持續三十分鐘或更久。

在一些門診病人團體的訓練方案，因為輪班的緣故，會有一位新的受訓者間隔性地取代其中一位受訓者。因此，在長期性質的團體，可預期大約每六至十二個月，帶領者彼此之間的關係就有所改變。精神分裂症病人面對此種干擾可能會表現出失望、生氣或猜疑，因此需要處理他們對此改變的感受。我通常在帶領者有所更替的情形發生前至少一個月，就開始提醒團體成員，以便有充裕的時間對此進行討論。同樣的，被替換的受訓者也會有離開的感受，這點也就成為團體後回顧或是私人督導時需要關心的

114

一項議題。在住院病人團體，病人的快速更替也使治療師的離去比較少有這樣的議題，通常會在最後一次團體時進行道別。

　　有時候，我會與一位受訓者一起協同帶領團體，然後在團體後的回顧時擔任督導者的工作。常見的情形之一是，受訓者在早期的團體裡會順從我（或任何一位有經驗的協同治療師），此情形就成為督導時的一項重要議題。有時候，受訓者開始發現他們自己想到一些事情要說，就在我想要說同樣的事情之前。我會指出這通常表示他們了解了此治療模式，能和我同時敏察到團體歷程並做出回應。到了這個程度，大多數的受訓者變得比較主動，並願意利用機會來嘗試他們的介入。

　　督導工作還有其他常見的議題。由於缺乏自信或事先預想要如何帶領治療團體，許多受訓者因此沒有準備好在必要的時候扮演主動積極的角色，來建立團體討論的結構。他們讓病人們自己偏離了主題或是耗盡所有的團體時間，來討論一個與團體目標無關的議題。我曾指出，時間的管理在這些團體裡是非常重要的，理想上每一次團體都會依著「辨識，然後類化，然後因應」的順序發生（參考第五章）。我也告訴受訓者，病人們在團體進行至後半段或後三分之一時應該開始討論因應策略。其他的受訓者則是太過於主動積極，有時候打擾了正彼此交談的病人，而將團體成員們的焦點引到了受訓者自己的身上。我非常強調病人間彼此互動所具有的治療價值，我們會討論促進這類互動的方法。最後，有些受訓者的介入使用太多的字詞或過於抽象。我會指出，精神病患者通常是感到混淆不清或混亂的，他們的心智狀態因為壓力或藥物副作用而隨時變化。因此，團體治療師必須多多留意，給予簡短、具體且清楚的評論，為了讓病人完全的了解而能夠處理，有時候需要重複的說明。

115

◯ 團體的價值與成本效益

　　當前的證據支持了整合式取向對病人的價值。住院病人與門診病人都將他們的團體經驗評為是有幫助的（Kanas & Barr, 1982; Kanas et al., 1988），這與該方案醫護工作人員的臨床印象和回饋一致。有些門診病人體驗到自己的症狀與社交焦慮有減輕，並在團體結束後四個月的追蹤會談裡，仍提到他們在與他人建立連結方面，以及精神病症狀的因應方面都有改善（Kanas et al., 1988, 1989b）。那些完成一期短期團體治療的門診病人，有半數以上會在兩年內選擇參與類似的團體治療（Kanas, 1991b; Kanas & Smith, 1990）。最後，病人規律地出席團體，出席率一般是介於80%至90%，團體中輟率一般則低於20%（Kanas & Smith, 1990; Kanas et al., 1984, 1989a, 1989b）。

116　　下述好幾項論證路線也支持整合式團體的成本效益。第一，團體治療一般是一種有效的治療形式。健康保險的回溯式分析（retrospective analysis）也聲稱，有關控制性研究的資料與後設分析（meta-analysis）全都指向一點，依據所減少的後續醫療服務，心理治療（包括團體治療）具有抵銷成本的效果（cost-offset effect; Mumford et al., 1984）。當比較不同形式的團體及個別治療，前者又更具有成本效益。例如，Toseland 和 Siporin（1986）發現，在十二項進行此類比較的研究裡，有十項研究指出團體治療要比個別治療更為有效。同樣的，MacKenzie（1994）也提到在團體治療裡，整體運用的臨床時間不到個別治療的一半，病人在團體治療裡平均接受八個時段，而相對照的個別治療則是二十

個時段。有證據指出，八次治療時段就已經達到高原期，這是大多數病人常見且有用的次數。例如，在門診病人團體，將近 85% 的病人參加八次或八次以下的團體，他們之中有超過一半以上的人情況獲得改善。相反的，低於 10% 的病人參加二十六次或二十六次以上的團體，這些病人當中卻只占了改善的病人總數裡的四分之一（MacKenzie, 1990, 1994）。因此，大多數的病人並不需要長期性質的團體，短期性質的治療取向有非常好的成本效益，尤其是採用短期性質的團體治療。

支持我們團體具有的成本效益的第二條論證路線，與兩項觀察有關：(1)接受住院病人團體治療的病人比較可能參加門診病人團體（Yalom, 1983）；以及 (2) 在安置環境裡（aftercare setting），精神分裂症病人治療團體的再住院率較低，後續再住院的住院時間減少（Alden et al., 1979; Battegay & von Marschall, 1978; Shattan et al., 1966）。因此，若病人有參加整合式住院病人團體，可預期他們參加類似的門診病人團體的可能性較高，這也會反過來有助於減少他們未來的住院天數。此外，因為我們團體的焦點集中在幫助精神分裂症病人改善他們的人際關係，並變得更有現實感，所以這些病人也比較能夠與門診治療工作人員合作，與家人、朋友、膳食與照護人員等等的人，有比較恰當的互動。這不只改善了他們的生活品質，也提升了他們對治療的順從度，並減少了再住院的可能性。

117

第三，我們的整合式團體每次平均有兩位治療師和六到八位病人。這表示在四十五至六十分鐘的團體進行期間的工作人員－病人比（staff-to-patient ratio）介於 1：3 或 1：4。這非常有效率地運用了工作人員時間，尤其是協同治療團隊裡還包含了受訓者在內。此外，用來將每次治療寫入每位病人病歷的時間也都相當

少，因為我們的治療師一般是輪流撰寫一份共同的「歷程摘要」
（process note），然後影印並貼到每一位病人的醫療病歷裡（基
於保密的理由，每一位病人都只以其姓氏來辨識，如此看病人 A
之病歷的人將無法猜出病人 B 的身分，以及其他等等的作法）。

第四，我們的團體模型鼓勵病人在多人背景之下（multiper-
son context）彼此學習與互動，有些是無法在個別治療裡發生
的。這也提供病人機會來練習新的人際技巧，並從那些有相似問
題的其他成員們那裡獲得有價值的回饋，這全都在一個受到控制
的環境下進行。許多精神分裂症病人發現，此種形式處理了他們
的需求，他們不必投入需要與工作人員有較多互動（more staff-
intensive）的個別治療裡。

最後，健康照護領域裡的最新趨勢都要求採用不僅有用且簡
短的治療作法。如先前所提，八次左右的治療團體在研究上被發
現是有效率又有效用的。許多採用我們整合式取向的團體大都接
近這個長度，在我們採取時限的臨床團體裡，病人一般平均參加
九次的住院病人團體或十二次的門診病人團體（Kanas,
1991b）。雖然有爭議認為，精神分裂症是一種需要長期追蹤的
慢性心靈疾病，但我們的門診病人有許多人提到，在團體結束的
好幾個月之後，仍舊可以維持從團體裡得到的收穫（Kanas et al.,
1988, 1989b），將近一半的病人覺得如果在一至二年後要接受另
一項治療團體，那麼再嘗試一個十二次的團體就足夠了（Kanas
1991b; Kanas & Smith, 1990）。那些渴望有更多治療的病人們可
以加入第二個維持十二次的「重複者」團體（"repeater's" gro-
up）。雖然大多數精神分裂症病人後續需要多少持續一段時間的
支持（support）與藥物管理來追蹤，但這並不表示他們全都需要
長期性質的團體治療。對於那些不想要有後續更多治療的病人，

若能有個治療方案提供了屬於系列性質的（sequential）、有時間 118
限制的（time-limited）、為期十二次的團體治療區間（group
therapy blocks），那麼，此方案將是另一種比較符合成本效益的
選擇。

參考文獻

Africa B, Schwartz SR: Schizophrenic disorders, in Review of General Psy-
    chiatry, 3rd Edition. Edited by Goldman HH. Norwalk, CT, Appleton
    & Lange, 1992, pp 198–214
Agazarian YM: Theory of the invisible group applied to individual and
    group-as-a-whole interpretations. Group 7:27–37, 1983
Alden AR, Weddington WW Jr, Jacobson C, et al: Group aftercare for
    chronic schizophrenia. J Clin Psychiatry 40:249–252, 1979
Battegay R, von Marschall R: Results of long-term group psychotherapy
    with schizophrenics. Compr Psychiatry 19:349–353, 1978
Beck AP: Developmental characteristics of the system-forming process, in
    Living Groups: Group Psychotherapy and General System Theory.
    Edited by Durkin JE. New York, Brunner/Mazel, 1981, pp 316–332
Bloch S, Crouch E, Reibstein J: Therapeutic factors in group psychother-
    apy. Arch Gen Psychiatry 38:519–526, 1981
Breier A, Strauss JS: Self-control in psychotic disorders. Arch Gen Psychi-
    atry 40:1141–1145, 1983
Cohen CI, Berk LA: Personal coping styles of schizophrenic outpatients.
    Hosp Community Psychiatry 36:407–410, 1985
Corrigan PW, Storzbach DM: Behavioral interventions for alleviating psy-
    chotic symptoms. Hosp Community Psychiatry 44:341–347, 1993
Dobson DJG, McDougall G, Busheikin J, et al: Effects of social skills training
    and social milieu treatment on symptoms of schizophrenia. Psychi-
    atric Services 46:376–380, 1995
Drake RE, Sederer LI: The adverse effects of intensive treatment of chronic
    schizophrenia. Compr Psychiatry 27:313–326, 1986
Engel GL: The clinical application of the biopsychosocial model. Am J Psy-
    chiatry 137:535–544, 1980

Falloon IRH, Talbot RE: Persistent auditory hallucinations: coping mechanisms and implications for management. Psychol Med 11:329–339, 1981

Geczy B, Sultenfuss J: Group psychotherapy on state hospital admission wards. Int J Group Psychother 45:1–15, 1995

Isbell SE, Thorne A, Lawler MH: An exploratory study of videotapes of long-term group psychotherapy of outpatients with major and chronic mental illness. Group 16:101–111, 1992

Kanas N: Group therapy in Leningrad. Group 15:14–22, 1991a

Kanas N: Group therapy with schizophrenic patients: a short-term, homogeneous approach. Int J Group Psychother 41:33–48, 1991b

Kanas N: Group therapy with schizophrenic patients: a short-term, homogeneous approach (translated in Japanese). Journal of the Japan Association of Group Psychotherapy 8:83–92, 1992a

Kanas N: Group therapy with schizophrenics: American and Japanese perspectives (in Japanese and English). Journal of the Japan Association of Group Psychotherapy 8:100–102, 1992b

Kanas N, Barr MA: Short-term homogeneous group therapy for schizophrenic inpatients: a questionnaire evaluation. Group 6:32–38, 1982

Kanas N, Barr MA: Self-control of psychotic productions in schizophrenics. Arch Gen Psychiatry 41:919–920, 1984

Kanas N, Barr MA: Process and content in a short-term inpatient schizophrenic group. Small Group Behavior 17:355–363, 1986

Kanas N, Smith AJ: Schizophrenic group process: a comparison and replication using the HIM-G. Group 14:246–252, 1990

Kanas N, Rogers M, Kreth E, et al: The effectiveness of group psychotherapy during the first three weeks of hospitalization: a controlled study. J Nerv Ment Dis 168:487–492, 1980

Kanas N, DiLella VJ, Jones J: Process and content in an outpatient schizophrenic group. Group 8:13–20, 1984

Kanas N, Barr MA, Dossick S: The homogeneous schizophrenic inpatient group: an evaluation using the Hill Interaction Matrix. Small Group Behavior 16:397–409, 1985

Kanas N, Stewart P, Haney K: Content and outcome in a short-term therapy group for schizophrenic outpatients. Hosp Community Psychiatry 39:437–439, 1988

Kanas N, Stewart P, Deri J, et al: Group process in short-term outpatient therapy groups for schizophrenics. Group 13:67–73, 1989a

Kanas N, Deri J, Ketter T, et al: Short-term outpatient therapy groups for schizophrenics. Int J Group Psychother 39:517–522, 1989b

Kaplan HI, Sadock BJ (eds): Comprehensive Textbook of Psychiatry, 5th Edition. Baltimore, MD, Williams & Wilkins, 1989

MacDonald WS, Blochberger CW, Maynard HM: Group therapy: a comparison of patient-led and staff-led groups on an open hospital ward. Psychiatr Q 38 (suppl):290–303, 1964

MacKenzie KR: The clinical application of a group climate measure, in Advances in Group Psychotherapy: Integrating Research and Practice. Edited by Dies RR, MacKenzie KR. New York, International Universities Press, 1983, pp 159–170

MacKenzie KR: Introduction to Time-Limited Group Psychotherapy. Washington, DC, American Psychiatric Press, 1990

MacKenzie KR: Where is here and when is now?: the adaptational challenge of mental health reform for group psychotherapy. Int J Group Psychother 44:407–428, 1994

MacKenzie KR, Livesley WJ: A developmental model for brief group therapy, in Advances in Group Psychotherapy: Integrating Research and Practice. Edited by Dies RR, MacKenzie KR. New York, International Universities Press, 1983, pp 101–116

Maxmen JS: Group therapy as viewed by hospitalized patients. Arch Gen Psychiatry 28:404–408, 1973

Mumford E, Schlesinger HJ, Glass GV, et al: A new look at evidence about reduced cost of medical utilization following mental health treatment. Am J Psychiatry 141:1145–1158, 1984

Pattison EM, Brissenden E, Wohl T: Assessing special effects of inpatient group psychotherapy. Int J Group Psychother 17:283–297, 1967

Shattan SP, D'Camp L, Fujii E, et al: Group treatment of conditionally discharged patients in a mental health clinic. Am J Psychiatry 122:798–805, 1966

Strassberg DS, Roback HB, Anchor KN, et al: Self-disclosure in group therapy with schizophrenics. Arch Gen Psychiatry 32:1259–1261, 1975

Toseland RW, Siporin M: When to recommend group treatment: a review of the clinical and the research literature. Int J Group Psychother 36:171–201, 1986

Weiner MF: Outcome of psychoanalytically oriented group psychotherapy. Group 8:3–12, 1984

Yalom ID: The Theory and Practice of Group Psychotherapy, 2nd Edition. New York, Basic Books, 1975

Yalom ID: Inpatient Group Psychotherapy. New York, Basic Books, 1983

第 7 章

研究議題

　　先前章節所介紹的整合取向團體治療，是我與同事們自 1975　121
年以來所進行許多的實證研究而來並受到支持。這些實證研究包
括有關結果（outcome）、歷程與內容（如討論的話題）的研
究。本章的調查回顧了兩大類的研究：住院病人研究以及門診病
人研究。雖然我們呈現了研究的要點，但仍建議對特定細節感興
趣的讀者可以參考原始文獻。

◯ 住院病人研究

　　第一項研究始於 1975 年，在一家大型國防教學醫院二十五
床精神科臨床研究單位裡進行。病人包括在職軍人（active duty
personnel）、他們的家人（dependents），以及退伍軍人。我們
當時感興趣的是，評估團體治療對於急性精神科住院病人的效
益。經過一次為期三個月的前行試驗階段之後（pilot phase; Kanas

et al., 1978），簽署知後同意書（informed consent）的新住院病
人被隨機分派到三種實驗條件的其中一種：團體治療；活動導向
任務團體；或是控制組（此組的病人沒有參加小團體）。團體治
療模式採用領悟導向、揭露式取向，都接受精神病與非精神病的
成員。同時，此模式被許多住院病人單位採用，就在研究結束之
後，我們才充分覺察到領悟導向作法對精神病患者可能造成的危
險（Drake & Sederer, 1986; Geczy & Sultenfuss, 1995; Kanas et al.,
1980; MacDonald et al., 1964; Pattison et al., 1967; Strassberg et al.,
1975; Weiner, 1984）。

122

　　每一種實驗條件的病人們參與每週三次、每次持續一小時的
團體（控制組的病人在此時段裡，則是在病房裡自由活動）。在
住院後以及八次實驗日（所有三種實驗條件平均為住院後二十
天）之後，由不清楚實驗條件的護理人員進行簡短的評估。我們
採用了許多測量工具，包括精神疾病評估表（Psychiatric Evalua-
tion Form）、整體衡鑑量表（Global Assessment Scale），以及用
一至九分來量化病人在病房接受的特殊服務（如自殺防範、病房
約束、自由登記週末外出）的行為量尺（behavioral measure）。
這些特殊服務是依據病人和醫護人員在社區生活討論會議期間
（community meetings）所達成的共識來決定的。病人的藥物使
用情形和個別治療的接觸時間，也都登記在特殊的研究表格。

　　總共有八十六位病人完成了該項研究（44%是精神病患者，
幾乎全都是精神分裂症，而且63%是男性）。結果指出，大多數
的病人有改善，但三種實驗條件裡的病人彼此之間的改善率並沒
有達到顯著的差異（Kanas et al., 1980）。一如預期，在藥物使用
和個別治療接觸時間的條件上也沒有差異。可是，比起被分派到
其他兩種實驗條件的精神疾病患者，被分派到團體治療的精神疾

病患者裡，有比較多的人變得更糟。表 7-1 依據精神病疾病評估表之疾病整體嚴重度量尺，以及自住院到第二次評估期間偶爾接受病房特殊服務的百分比，指出了此種現象。非精神病患者在各實驗條件裡的下降率之間沒有顯著差異。我們做出以下結論：對照了活動團體和沒有參加小團體的控制組，在急性住院病人住院的前三週，團體治療並沒有提供可以被我們測量到的好處。因此，情況似乎是此種治療模式對精神分裂症病人是有害的，尤其是在我們採用領悟導向作法的精神病／非精神病患者之混合團體裡。

表 7-1　住院期間頭二十天變得更糟的精神病患者百分比

實驗條件	精神疾病評估表之疾病整體嚴重度有增加		偶爾接受病房特殊服務	
	百分比（%）	Pa	百分比（%）	Pa
沒有參加小團體	0		20	
		.03		.07
治療團體	38		56	
		NS		.03
活動團體	17		17	

a 就兩項測量而言，在沒有參加小團體和參加活動團體兩者之間的差異不顯著（NS）（P > .10）。

因為對這些發現感到困惑，我開始對發展一種讓精神分裂症病人得以在團體治療裡獲得安全且有效治療的治療取向感到興趣。我在 1977 年接下了加州大學和舊金山榮民事務部門（VA）的職務，便開始與 Mary Ann Barr 博士一起進行一種對於急性精神病發作的精神分裂症住院病人有用的臨床取向。所得到的就是一種支持性、同質性的模式，不採用領悟導向、揭露式的技術，反而將焦點集中在病人得以用來因應精神病症狀和改善人際關係的各種方法上。我們協同帶領的團體每週進行三次，開放給住進

榮民醫院三十床精神科急性住院病房的精神分裂症患者。大多數的病人是男性退伍軍人，平均在此開放單位停留的時間為三週，雖然精神分裂症病人容易因為藥物管理和安置議題而待到五週左右。此方案強調一種多種模式、跨專業領域的作法，其中包含了諮商、社區生活討論會議、職能及娛樂治療，以及抗精神病藥物（psychotropic medications）。在我們愈來愈自在於我們的臨床模式之後，我們開始對此類團體進行實證性的研究。

124

在第一項研究（Kanas & Barr, 1982），我們針對平均參與九次團體的二十二位男性精神科病人要求填寫出院問卷。在問卷方面，病人首先被要求評估團體對他們有何幫助，然後評比十三道敘述題，這些敘述題描述了我們認為可能具有療效的諸多因子；95%的人將團體評為「非常有」或「有一些」幫助。比起年齡高於中位數 29.5 歲的病人，很明顯有較多年齡低於中位數 29.5 歲的病人，認為團體是非常有幫助的；再者，比起妄想型精神分裂症病人，也明顯有更多的非妄想型精神分裂症病人，認為團體是非常有幫助的。與種族或所參加之團體次數有關的整體滿意度方面，並沒有達到顯著的差異。檢視有關治療因子的排序時，病人將團體評為是一個表達情緒、學習與他人建立更好連結，以及考驗真實性和因應精神病經驗的地方，要多於將團體評為是一個領悟到問題原因，或接受有關疾病、藥物或經濟狀況之實用忠告的地方（參考第六章表 6-3）。加上我們自己的臨床印象，以及來自病房醫護人員的正面回饋，這些結果意謂著我們走對了路。病人們也指出，他們發現團體是有幫助的，並因為能夠處理與疾病有關的議題而重視團體。

在第二項住院病人研究裡，我們使用 Hill 互動矩陣（Hill Interaction Matrix）來評估團體的特徵。這個有名的歷程測量工

具已被使用超過三十年以上，並且依據團體討論的部分（內容風
格），以及團體透過什麼方式幫助成員了解自己（工作風格），
來將治療團體分類。四種有關內容風格的類別〔話題（Ⅰ）、團
體（Ⅱ）、個人（Ⅲ）、關係（Ⅳ）〕，以及四種有關積極工作
風格的類別〔保守的（B）、自我肯定的（C）、推論的（D）、
面質的（E）〕，交錯形成一個總共十六個細格的 4×4 矩陣，這
十六個細格都是以其在內容和工作上的元素來命名（如，Ⅰ
B、ⅢE）。然後，將接受研究的團體在類別和矩陣上的分數，
與由五十次治療團體所組成之常模樣本的相同分數進行比較。此
外，也計算了能夠提供重要臨床訊息的各項比值。這些比值其中
一項是 Th/M 比值，如果比值大於 1.00，表示在某項特殊的類別
或矩陣細格上，治療師（Th）的貢獻要多過於病人成員（M）。
我們使用的是一項稱為 HIM-G 的 Hill 互動矩陣表格。此一測量
工具包含七十二道由團體觀察員進行評量的題目，這些所描述的
包含了治療師投入用以開啟或維持團體成員之間屬於十六項細格
裡每一種所特有之互動的時間百分比、病人投入各細格之典型活
動的時間及次數的百分比、花在回應最少的 A 層次工作風格互動
的時間、團體的抗拒量，以及治療師參與團體的時間百分比。

　　在我們的研究（Kanas et al., 1985），受過訓練的評估者透過
單面鏡觀察連續七週、每週進行三次的精神分裂症病人團體。在
三週的評估期間，有十一位不同的男性病友參與，每次團體平均
有五位病人和兩位治療師。表 7-2 秀出了他們在內容和工作風格
類別上的各個百分級數（percentiles），在套用 Hill 常模樣本之後
所得到的分數。如同在表中所看到的，我們的團體落在常模樣本
的一般範圍裡，除了屬於百分級數 97（97th percentile）的面質式
工作風格這一類。之所以特別提出，是因為這表示預期只有低於

125

表 7-2　經驗性團體之 HIM-G° 類別分數（百分位數） vs. Hill 常模樣本

類　　別	第一個住院病人研究[b]	第二個住院病人研究[c]	門診病人組[d]
內容風格			
話題	75	68	70
團體	56	82	65
關係	49	58	60
個人	43	26	34
工作風格			
面質式	97	98	98
自我肯定式	64	68	60
推論式	35	14	13
傳統式	34	48	52

[a] HIM-G 是 Hill 交互矩陣的一種形式；[b] Kanas et al., 1985；[c] Kanas & Smith, 1990；[d] Kanas & Smith, 1990。

3% 的團體會在此類別超越我們的團體。值得提醒的是，在 Hill 系統裡，面質式這一類代表團體工作的最高水準。依據 Hill 互動矩陣計分手冊（Hill, 1961），面質式互動都是「以滲透到討論的重要層面為特徵；因為此滲透性，這些（面質式）描述是以通常想躲避掉的行為層面來面質病人」（頁 54）。因為真正的面質表示成員們在互動裡承擔風險並坦誠以對，而不是找出錯誤或攻擊對方（Hill, 1965），信任的氣氛存在於在此類別得分最高的團體裡。計分手冊（Hill, 1961）曾提到：「如果團體的討論是將有關心靈健康或適應的話題討論，以某種具有滲透性且通常為領悟形式的方式來加以統整，使每一位成員因為所討論的材料而接受到針對個人的面質，那麼便給予 IE 這個評量。」（頁 55）

其他的發現也暗示此團體的環境是安全且充滿支持的開放與　126
信任。A 層次的互動（A-level interactions；*指稱的是沒有或幾乎*
沒有病人回應治療師的探問）只占不到 1% 的團體時間，而且團
體抗拒的情形占了不到 1% 的團體時間，且每次團體從未有超過
一位的團體成員涉及抗拒。特定的類別比值也指出，參與是散布
在成員之間，成員們都是開放且自我肯定地描述著自己的意見。
Th/M 比值超過 1.00 以上的唯一例子就是面質式（E）這一類，以
及其所包含的兩個細格（Ⅲ E 與 Ⅳ E），這些意謂著治療師扮演
某種重要的角色，以塑造團體最獨特的性質：病人因為疾病的一
些重要層面而被面質。整體而言，治療師參與其中約 10% 至 20%
的時間。

為了考驗此一治療取向的健全性，我們在同一個單位再度進
行初始的 HIM-G 研究，但是使用了不同的評量者、不同的病人，
以及不同的治療師（Kanas & Smith, 1990）。這一次，評量了由
十一位不同男性病人所組成連續十二週、每週三次的團體，平均
每一次團體有五位病人與兩位治療師。表 7-2 指出了同樣是由面
質式工作風格類別來定義團體的獨特性，這一次是在百分位數
98。又再一次看見，矩陣細格 Ⅰ E 得分最高為百分位數 99。此研
究得出有關十六個細格的排列次序，使用 Spearman 等級相關
（rank-order correlation），與初始的研究所得出的排列次序進行　127
比較。結果指出兩種排列次序之間有顯著的相關（rho ＝ .66，t
＝ 3.29，P＜.01，雙尾）。我們再次得知，反應最低之 A 層次互
動總量和團體抗拒總量都偏低（*兩個都只約占整個團體活動的 1%*
至 5%），治療師屬於適度的主動性（*占據 26% 的時間*）。最高
的 Th/M 類別比值（1.22）出現在面質式類別，意謂著治療師在
形塑此治療取向之獨特性時是相當有影響的。因此，儘管工作人

員與病人都有所改變,但團體的環境看起來仍非常相似於早先團體的環境,便支持了此一治療模式的健全性,也意謂著可以成功教會新進治療師此一治療模式。

在另一項住院病人研究,我們使用團體氣氛問卷簡短版(GCQ-S)來檢視團體歷程。這個相當新的測量工具是由 MacKenzie(1983, 1990)所發展出來的,其中包含十二道敘述題,每一次團體結束後,由病人與治療師以七點 Likert 量尺進行評比。其中十一道題被用來建構出三種團體氣氛向度:投入(一項有關團體凝聚力的指標)、躲避(一項有關抗拒面對問題的指標)與衝突(一項有關人際摩擦的指標)。第十二道描述則是一項有關一般焦慮程度(general anxiety)的指標。一個團體每次在各種團體氣氛向度上的得分可以算出平均值,並且將病人或治療師的平均值,與一項包含十二個門診病患團體(由精神官能症與性格疾患病人所組成)的常模樣本,加以比較。雖然不像Hill互動矩陣那麼嚴謹或廣被採用,但GCQ-S具備了快速且容易填寫,以及測驗出有用的臨床建構等優點。此外,每次團體之間在各向度分數上的變化都會被繪製成圖表,然後與被假設認為可能代表團體各階段出現的各種改變進行比較(MacKenzie, 1983, 1990; MacKenzie & Livesley, 1983)。可是,如同第六章所討論的,這只有在成員組成相當穩定的封閉式團體裡才是如此。

在本研究(Kanas & Barr, 1986),我們主持每週三次總共連續三十四次的精神分裂症住院病人團體,由團體帶領者們使用GCQ-S進行評估。因為在此期間有許多位醫護人員與受訓人員擔任團體治療師的角色,所以我們也計算了評分者間信度,使用內在等級相關係數(intraclass correlation coefficient),結果指出在三個向度裡的評分者信度都在可接受的顯著水準內。因為我以協

128

同治療師或者單面鏡後觀察者的身分參與了所有的團體,我寫下
每次團體期間所討論的話題,稍後並進行內容分析。在三個月的
研究期間,有二十二位男性病人參與了該項團體,每一次團體平
均有六位病人和兩位治療師。GCQ-S 各向度的平均分數列在表
7-3。我們的團體和MacKenzie(1983)的常模樣本在躲避向度上
沒有差異,但是我們的團體在其他兩個向度上的得分明顯較低:投
入向度(t = 2.53,P< .02,雙尾)與衝突向度(t = 4.85,P<.
001,雙尾)。第一項發現被認為是反映了住院病人團體成員快
速更替之特性,以及該特性對團體凝聚力的影響;而第二項發現
則被認為,反映了用以鼓勵安全以及將人際間的憤怒表達降到最
低的諸多團體技術。MacKenzie 並沒有提到常模的焦慮量表數
值,但我們的團體平均值為 2.58,介於 GCQ-S 語文式評量描述
的「有一點」(somewhat)與「普通」(moderately)之間。與
鼓勵和其他人的接觸有關的話題,最常在這三十四次的團體裡被
討論,接著是與表達情緒以及真實性考驗有關的議題。有關藥物
和出院計畫的忠告則最少被提到。

表 7-3　團體氣氛問卷(簡短版)各向度平均分數

向　　度	榮民醫院(VA)住院病人研究[a]	英國住院病人研究[b]	短期門診病人研究[c]	非精神病門診病人常模樣本[d]
投入	12.79	16.80	14.86	14.61
躲避	9.74	5.70	7.66	10.33
衝突	2.25	1.50	1.51	3.85

[a] Kanas & Barr, 1986;[b] N. Kanas,未出版的研究,1994 年 8 月;[c] Kanas et al., 1989a;[d] MacKenzie, 1983。

129

　　我曾經在英國某大城市的綜合醫院，進行一項有關精神分裂症住院病人開放式團體的未出版團體歷程研究（N. Kanas, August 1994）。我將此團體模式引介給醫護人員們，並且以協同治療者的身分參與了一半的團體。病人們形成兩個開放的單位，每一個單位約有二十床，平均住院期間為五週。此團體每週見面兩次，每次四十五分鐘。團體的前十次都使用 GCQ-S 來評估。此一時期，有十二位男性與八位女性病人參與，其中有十位黑人、八位白人以及兩位具有亞裔血統。每一次團體平均有六位病人和兩位治療師。在每節次團體之後，兩位團體帶領者共同評比十二道 GCQ-S 題目，以及團體所討論的主要題目。

　　表 7-3 列出了三個向度的得分。此團體在投入向度的得分明顯高於榮民醫院（VA）住院病人（t = 2.65，P< .02，雙尾），在躲避向度則明顯較低（t = 3.53，P<.01，雙尾）。雖然衝突向度的分數也比較低，但沒有達到統計上的顯著。平均焦慮分數是 1.30，也明顯低於對照的 VA 住院病人團體（2.56；t = 3.76，P< .001，雙尾）。因此，英國的這個治療團體似乎要比美國的治療團體來得更為凝聚，較少躲避與緊張。

　　有許多的因素都可能促成這些發現。首先，英國團體裡的女性病人比例（40%）多於 VA 團體（0%）。一般來說，女性精神分裂症病人要比男性精神分裂症病人對治療有較佳的反應（Szymanski et al., 1995）。在大多數的心理治療團體裡，一般相信女性要比男性來得較為支持與情感表露（Lazerson & Zilbach, 1993），也有一些證據指出，女性的個人成長團體比起全都是男性的團體有更好的凝聚力（Taylor & Strassberg, 1986）。或許女性在使用我們的治療模式的精神分裂症團體裡扮演了同樣的角色，因此得以說明上述的結果。

　　第二，社會文化因子可能也扮演某種角色。這個英國團體裡的病人在彼此間的聯繫上，可能不同於 VA 的美國病人。此外，英國團體裡成員們來自不同的種族和社會背景的事實，可能也讓他們在參與團體時，多圍繞在他們共有的精神分裂症問題與症狀上。再者，該治療團體的開始是因為一位來自美國的訪問教授的關係，而在病房成立唯一的心理治療團體，這也可能助長了該團體的特殊性，病人們因此回以不尋常的一起感（togetherness）與開放性。

130

　　最後，雖然英國的醫院在平均住院長度方面，要比美國醫院來得長，但研究的團體次數卻比較少。這意謂著允諾參與團體治療的病人們在評估期間的團體經驗比較少。例如，在該英國團體裡，75%的病人參與了一次到三次的團體，沒有一個病人超過八次；相反的，在 VA 團體裡，36%的病人參與了一到三次的團體，而有一半的病人更參與超過八次以上的團體。因此，可能有人會提出異議，認為在英國的治療團體裡，GCQ-S 測量的是一個比較不深入的團體，而這點正說明了上述不同的結果。可是，如果真是如此，我們預期會有相反的結果：一項較不深入的團體比起一項成員們有機會較長期間來認識彼此的團體，應該是凝聚較低並且有較多躲避。或許在英國較長的住院時間，使病人在團體治療之外有更多的時間互動，此一熟悉性可能持續進入到治療團體內，並且提升團體的凝聚。

　　在說明 GCQ-S 的發現時提到了各因子的相對影響，無法只依據兩個治療團體就獲得明確的解決。未來需要進一步的研究來整理出重要的議題。

　　英國的治療團體所關心的話題，也是 VA 的治療團體裡出現的話題。所記載的二十六項話題裡，十一項探討了有關幻覺及妄

想的因應方法，其他九項則是探討改善人際關係的話題。因此，兩地的病人們都討論了與團體目標一致的話題。病房書記員和護理人員都在相當短的期間裡學會了此治療模式，他們以及大多數的病人表示該團體是有幫助的。

◯ 門診病人研究

受到我們早期住院病人經驗的鼓舞，我們將此治療模式運用到門診環境裡。同樣使用 GCQ-S 和討論主題的內容分析，我們針對某一大學教學醫院精神科門診舉辦的精神分裂症團體治療，研究其成立後的前六個月期間的團體情形。

131

這個治療團體每週舉行一次、每次一小時，共有二十六次團體接受評量（Kanas et al., 1984）。團體開始時有四位成員，在第五次團體時有另外兩位成員加入。至此以後，該團體就婉拒加入新成員。其中有一位病人在進行了二十三次團體之後，因為工作晉升導致工作排程與團體時間相衝突而離開。在大多數的研究期間，有四位男性和兩位女性病人：四位是妄想型精神分裂症病人，兩位是屬於分裂情感性疾患（schizoaffective disorder）。兩位男性治療師都是第三年的精神科住院醫師。我是他們的督導，透過坐在團體室裡的團體圓圈外來觀察每一次的團體。病人出席率為 88%。每一次團體結束後，兩位團體帶領者各自獨力完成GCQ-S，透過 Pearson 積差相關（Pearson product-moment correlation），證明了它們之間有顯著的評量者間信度。

所有 GCQ-S 向度分數的平均數，並未顯著不同於 MacKenzie（1983）以門診病人為對象的常模樣本，雖然躲避向度得分高，

卻差一點點而沒有達到顯著水準。如同我們的住院病人團體的情形（Kanas & Barr, 1986），2.63 的焦慮分數同樣介於此量表語文式評量描述的「有一點」和「普通」之間。

因為這個治療團體大多數的時期屬於封閉性質，我們遂循著每一次團體來檢視各向度分數，以尋找出有關團體發展階段的證據。有一個趨勢顯示出，隨著時間的進行，投入向度的分數升高而衝突向度的分數下降。在最後七次團體裡，出現了某種型態，也就是投入向度分數高而躲避和衝突向度的分數低。在MacKenzie 的 系 統 裡（MacKenzie, 1983, 1990; MacKenzie & Livesley, 1983），此型態既符合第一階段晚期的情形（即團體最終形成了對團體的認同且變得凝聚），又符合了第三階段的情形（即成員們試著透過自我揭露和內省而對自己的問題有所了解；請見第六章）。然而，這些可能性所假設的是門診精神病患者團體會經過和精神官能症與性格疾患病人團體一樣的發展階段順序。我們未能在該治療團體裡發現有關典型的發展階段順序的證據，可能暗示實際上的情況或許不是我們所假設的那樣。

我記錄了這個治療團體裡所討論的話題。有關鼓勵和其他人接觸的話題最常出現，接著依序是有關真實性考驗、情緒表達、給予忠告等的議題。

自從 1980 年代早期以來，為非精神病患者門診病人所舉辦的短期、有時限的治療團體（一般是八至十六次），引起許多人的興趣。這類治療團體有非常良好的成本效益，有證據顯示，大多數病人參與這類治療團體的平均次數接近八次（MacKenzie, 1994）。因此，登記參加各種不同種類的個別或團體治療的門診病人們，有超過一半以上的人在八次或更少次數之內就獲得改善（MacKenzie, 1990, 1994）。短期治療團體的特徵包括仔細挑選

132

病患、切合實際的目標、清晰的焦點,和指導性的治療師(Klein,1985)。我開始有興趣將我們的治療模式運用在治療門診精神分裂症病人的團體治療上,這個團體進行十二次每週一次、每次一小時的團體治療。目標也嚴謹地調整為幫助病人改善他們的關係,以及學習因應他們症狀的方法。兩位治療師都是支持性的,積極鼓勵病人將他們的討論焦點集中在這兩個目標上,以及在團體期間彼此的互動。

我們所做有關此類型治療團體的第一項研究,是在某所大學附屬的醫療門診裡進行的(Kanas et al., 1988)。我與一位第三年精神科住院醫師協同帶領該團體。一開始有七位病人,但兩位病人在第三次團體時退出。剩下的五位病人完成了該治療團體,其中有三位男性;有四位是妄想型精神分裂症,一位屬於分裂情感性疾患。出席率為80%。病人們在參加團體之前與之後,填寫了好幾項有關結果的測量,在團體結束時,他們要完成我們在早期研究裡所發展的出院問卷(Kanas & Barr, 1982)。有一位擔任觀察員的護理人員記錄了討論的話題。在團體結束後四個月,透過電話與病人們聯繫,並詢問好幾項與他們和其他人建立連結的能力、因應精神病經驗的能力,以及他們的治療預後等等有關的結構式問題。

133　　雖然我們發現,以九十題症狀檢核表(SCL-90)或簡短精神病評量表(Brief Psychiatric Rating Scale)所測量的症狀層面並沒有顯著的團體前-團體後差異,但是,在社交躲避及苦惱量表(Social Avoidance and Distress Scale, SAD)的預期方向上,則有顯著的改善($t = 2.23$,$P < .05$,單尾)。在出院問卷,所有成員將該團體評為「非常」或「有一些」幫助。依據 Spearman 等級相關,本研究的治療因子排序也與我們早期的住院病人研究裡的

排序（Kanas & Barr, 1982）有顯著的相關（rho = .80，t = 4.38，P<.01， 雙尾）。成員們將該團體評為幫助他們更懂得如何與他人建立連結，以及考驗真實性和因應精神病經驗，要多於將該團體評為是一個對於疾病、藥物或經濟問題獲得領悟和接受忠告的地方（請見第六章表 6-3）。這和有關討論話題的內容分析結果相似，內容分析指出，與關係及真實性考驗有關的議題討論，要多於與給予忠告、團體本身或情緒表達有關的議題。

在團體結束後四個月的結構式電話訪談期間，五位病人裡有四位提到他們與其他人互動的能力有進步，其中兩位相信他們已更能因應他們的精神病經驗。沒有一位病人再度住院，或在他們接受的門診照護中有任何顯著的改變。兩位病人覺得他們的團體經驗太短了，而三位病人則表示團體長度剛剛好。

由於這些令人振奮的發現，我們決定在 VA 的門診針對我們短期、有時限的團體治療形式進行一項控制性研究（Kanas et al., 1989b）。開始時有十四位病人參與，總共有兩個團體，最後有十二位病人完成整個團體治療。所有的完成者都被診斷為精神分裂症，其中有十一位是男性。我與一位第三年精神科住院醫師協同帶領該團體。這兩個團體的病人出席率是 89%。九位病人被指派為等候名單的控制組，他們在人口學變項上並沒有不同於參與團體的病友們。兩組團體以及控制組病人在完成所代表的實驗條件（每一組大約四個月）的初期與之後，都填寫了 SCL-90 和 SAD。兩組治療團體的討論話題也都予以記錄。最後，所有病人都在四個月之後接受訪談，詢問一系列與先前研究類似的結構式問題。

在 SCL-90 方面，團體治療組的病人們的分數分布在所有九個症狀向度裡。當使用變異數分析來與等候名單上的控制組病人

134

進行比較時，這些症狀減少的情形中有兩項達到顯著性〔焦慮和身體化（somatization）〕。團體組病人的 SAD 分數並沒有達到顯著的減少。如同先前的研究，探討與關係和因應精神病經驗的話題最常被討論到，接著則是與治療團體本身、情緒表達以及給予忠告等等有關的議題。

在四個月後的追蹤會談裡，所有的團體組病人全都發現，他們的團體治療經驗是「非常有」或「有一些」幫助。其中有三位病人表示團體為期太短，有九位病人認為恰到好處。有六位病人表示他們會想要在未來參加類似的團體。當被問及一系列有關他們臨床病情的問題，Fisher 精準測驗並沒有檢查出上述兩種條件的病人，在一般心理困擾、抗精神病藥物劑量、住院與否、門診治療、生活作息安排、工作或失能情形、有無法律問題，或身體病情等方面於團體期間有顯著的變化。如同表 7-4 所列出的，在兩個範疇裡有顯著差異：與他人的連結方面，以及精神病的因應方面（Kanas et al., 1989b）。值得注意的是，這兩個正是最符合團體目標的範疇，而且是最常在團體被討論的話題類型。這意謂著：短期、有時限的精神分裂症病人治療團體，在作為團體討論焦點的特定範疇方面所產生的影響，能夠持續到團體結束後的四個月。

大學附屬門診的治療團體以及 VA 的兩個治療團體全都採用
135　GCQ-S 進行評估（Kanas et al., 1989a）。協同帶領的治療師們在

134　表 7-4　在四個月的時間區間裡達到顯著差異的問題

問題	團體組病人（%）	等候名單組病人（%）	P
更懂得與他人建立關連	88	11	.01
更懂得因應精神病症狀	63	0	.03

每一次團體之後都填寫此測量工具，使用內在等級相關係數，
GCQ-S三個向度的評分者信度都在可接受的顯著水準。在任一向
度上，這三組彼此之間並無任何不同，除了 VA 的某一項團體之
外，該團體在投入向度的得分明顯高於其他兩組。這個具有不尋
常之凝聚力的團體沒有成員中途退出，並且出席率（99%）高出其
他兩組許多。這三組病人在性別、種族或診斷上都沒有顯著差異。

　　三組各項平均向度分數都列在表 7-3。這些治療團體在投入
向度分數上，與MacKenzie（1983）的門診病人常模樣本並無差
別，但在躲避向度（t = 7.03，P< .001，雙尾）和衝突向度（t =
6.88，P< .001，雙尾）的得分則明顯較低。向度分數隨著每一次
的團體在平均值上下高低變化，沒有證據指出有順序性的發展階
段（MacKenzie, 1983; MacKenzie & Livesley, 1983）。然而，和
先前提及的長期團體治療（Kanas et al., 1984）一樣，此處也顯示
出一種趨勢，隨著時間的進行，投入向度分數增加而躲避與衝突
向度分數下降。整體出席率為 86%（表示平均每次團體有五位病
人參加），而 19%的低中輟率意謂著，病人們發現在規律出席之
下，覺得團體治療是蠻有價值的。

　　因為短期團體裡的許多病人指出他們想要有下一個團體，我
決定在 VA 開一個「重複者的」（repeater's）團體。在 VA 有十
二位符合資格的病人收到聯絡，他們是在過去兩年內完成了上一
個團體治療，有七位（58%）同意參加這個重複者團體。其中有
一位成員在第三次團體之後中途退出，剩下的六位成員（五位是
男性）參加完整個團體治療。如同前次的治療團體，這個團體總
共有十二次每週一次、每次一小時的團體時段，屬於封閉式團體
（未開放給新成員參加）。雖然描述的目標與主題範疇都類似於
先前的治療團體，但重複者病人似乎要比先前更有效能地探討關

135

係和症狀議題,而且還探討了更為複雜的議題,包括承認長期持續的不良適應的行為模式。每一次團體平均有六位病人和兩位治療師,病人出席率為 89%。在團體結束時,五位成員將該團體評為「非常有」幫助,一位病人說團體「有一些」幫助。

136

因為每一次團體進行時都有攝影,我們請一位受過訓練的評分者使用 HIM-G 進行評量(Kanas & Smith, 1990)。由於第八次團體的錄音沒有成功,因此總共獲得十一次團體的有用資料。表7-2 指出,面質式工作風格類別以百分位數 98 再度定義了該團體的獨特性。同樣類似兩個先前的住院病人研究(Kanas & Smith, 1990; Kanas et al., 1985),矩陣細格 IE 得分最高,為百分位數99+。使用 Spearman 等級相關,描述該團體的十六個矩陣細格的排序,與第一項住院病人團體(rho = .77,t = 4.52,P< .001,雙尾)以及第二項住院病人團體(rho = .90,t = 7.73,P< .001,雙尾)都有顯著的相關。類似於前兩個住院病人團體裡的發現,A 層次互動的次數相當不常見(評分介於 5%至 10%之間),整個團體抗拒量相當低(占整個團體活動的 1%至 5%),治療師則屬於中等程度的積極(占時間的 26%)。最高的 Th/M 類別比值(1.36)同樣出現在面質式類別,又再度意謂治療師們是團體獨特性的主要促進者。因此,依據 HIM-G 有關內容和工作的各項構念(constructs),我們門診病人和住院病人的短期團體的環境都是十分相似的,支持了此治療模式是有效且安全的說法。

○ 總結至今各項研究

根據前述評量團體結果的各項研究,我們的整合式團體治療

模式是有用、安全，且符合精神分裂症病人的需求。依據問卷，
住院病人和門診病人都將他們的團體經驗評為是有幫助的。這意
謂較年輕的病人以及非妄想型的精神分裂症病人，要比年長的妄
想型精神分裂症病人，更能從住院病人團體裡獲益。一些門診病
人經驗到症狀減緩以及社交焦慮的改善，在團體結束後的四個
月，他們仍提到在與其他人的連結上，以及精神病經驗的因應上
有所改善。這點是特別值得注意的，因為這兩個議題代表了主要　137
的治療目標，並產生大量的討論話題。可預期完成短期團體的門
診病人有超過一半的人，會在一年或兩年內參與類似的「重複
者」團體。病人們規律出席團體，出席率一般介於 80% 至 90%。
最後，門診病人中輟率一般低於 20%，這點相當符合一般的看法：
已知團體治療中輟率為 25% 至 57%（Yalom, 1975）。

　　諸多歷程研究都認為，在住院和門診病人團體兩個環境下，
成員們都投入高品質的工作中，使他們得以面對自身問題的重要
層面。他們以最低程度的抗拒來回應治療師和其他成員們，這意
謂成員們在這些團體裡感到安全且開放。根據病人們填寫的問
卷，他們將團體評為是一個表達情緒、學習與他人互動、考驗真
實性和因應精神分裂病症狀，以及表達感受的地方，要多於團體
是一個對於他們的疾病、服藥或經濟狀況獲得領悟和接受指引的
地方。治療師們都是主動積極的，並成功定義了團體獨特性這個
參數。根據內容與工作層面的特徵，新的治療師們可以在病房或
門診的環境裡，被教導學會整合式模型的要素，這意謂此作法是
健全且可以複製的。團體都有相當好的凝聚力，成員們表現出偏
低的躲避、衝突和焦慮。同樣的，這也說明了團體的環境是互動
性質的、開放的和安全的。雖然少有證據指出，有和門診精神官
能症及性格疾患病人團體類似的團體發展階段的存在，封閉式門

診團體證明了有一種隨著時間進行而凝聚力增加，但躲避及衝突減少的模式。或許這是一種被預期應該會在精神病患者團體裡出現的進行方式。

討論主題都符合了團體的目標，對此我們倒不必太驚訝，因為這些主題都是經過治療師們清楚設定及強化出來的。在住院病人和門診病人團體裡，學會與他人互動更好，以及考驗真實性和因應精神分裂病症狀的方法，都是最常被討論到的議題。有關他們的疾病、藥物或經濟狀況的忠告或建議，則是最不被病人們所關注的；至於有關情緒話題的討論頻次，則介於前述兩類之間。

138

雖然精神分裂症是一種需要長期追蹤和藥物治療的慢性心靈疾病，我們的結果卻暗示，短期、有時限的團體治療作法會有幫助。在有些地方，人員和可用資源會影響此模型的運用，那麼可建議需要額外治療的病人們參加類似心理強化劑作用（psycho-logical booster shots）的「重複者」團體。有一些病人可能不認為這樣的團體對他們有幫助，或者有些病人可能只接受過一次團體療程，就達到最大的治療效益。對於這些病人，參與為期十二次的團體就已足夠，並且能從中獲得處理失落和結束議題的經驗。對於其他病人來說，獲得機會獨立自主，並且嘗試運用新學習到的東西，同時仍知道在他們如有需要時，還可以參加另一個團體，將使他們能掌握自己的命運，並預防不必要的治療依賴出現。對於其他需要更多建構的病人來說，規律出席一連串短期團體或長期封閉式團體，可能是唯一比較務實的解決方法。因此，這樣的團體會是精神分裂症門診病人的短期團體和長期團體皆可使用的一種團體。

這些結論並不是有關整合式團體模型之效益和特徵的最終描述。希望能在針對不同治療環境、為期更長的大範圍控制性研究

裡（如，治療結束後追蹤病人數年），對此團體模型加以檢視，甚至做進一步的延伸。此外，進一步說明精神分裂症病人會從此治療取向的何種變型裡獲益最大（如，短期形式 vs. 長期形式的團體），也是非常有幫助的。最後，文化因子的角色以及不同男女比對團體歷程的影響，也都非常重要，需要未來進一步研討。雖然緊縮的預算以及對生理取向研究的偏好，使得過去二十年裡，難以爭取到適當的基金來進行這類充滿雄心壯志的心理治療研究方案，或許未來在經費方面的作用會有所改變。

　　然而，我相信我們已從這些研究裡學到了許多，此處是根據治療結果、團體歷程和討論主題來呈現。這些結果支持了整合式取向的價值，並也認為精神分裂症患者的特殊需求獲得了處理。團體環境似乎是有幫助、安全，且符合治療目標的。此外，令人欣慰的是，這些發現在住院和門診環境下以及在不同類型的醫療服務系統下（在美國和美國之外），仍具有健全性與可複製性。最後，來自這些研究的結果都強調了此治療模型的許多重要特徵，而更容易用來訓練那些想要將此治療取向運用到他們病人身上的學生和臨床工作者。

139

參考文獻

Drake RE, Sederer LI: The adverse effects of intensive treatment of chronic schizophrenia. Compr Psychiatry 27:313–326, 1986

Geczy B, Sultenfuss J: Group psychotherapy on state hospital admission wards. Int J Group Psychother 45:1–15, 1995

Hill WF: Hill Interaction Matrix (HIM) Scoring Manual. Los Angeles, CA, Youth Studies Center, University of Southern California, 1961

Hill WF: Hill Interaction Matrix (HIM) Monograph. Los Angeles, CA, Youth Studies Center, University of Southern California, 1965

Kanas N, Barr MA: Short-term homogeneous group therapy for schizophrenic inpatients: a questionnaire evaluation. Group 6:32–38, 1982

Kanas N, Barr MA: Process and content in a short-term inpatient schizophrenic group. Small Group Behavior 17:355–363, 1986

Kanas N, Smith AJ: Schizophrenic group process: a comparison and replication using the HIM-G. Group 14:246–252, 1990

Kanas N, Rogers M, Kreth E, et al: Psychiatric research in a military setting: evolution of a study on inpatient group psychotherapy. Milit Med 143:552–555, 1978

Kanas N, Rogers M, Kreth E, et al: The effectiveness of group psychotherapy during the first three weeks of hospitalization: a controlled study. J Nerv Ment Dis 168:487–492, 1980

Kanas N, DiLella VJ, Jones J: Process and content in an outpatient schizophrenic group. Group 8:13–20, 1984

Kanas N, Barr MA, Dossick S: The homogeneous schizophrenic inpatient group: an evaluation using the Hill Interaction Matrix. Small Group Behavior 16:397–409, 1985

Kanas N, Stewart P, Haney K: Content and outcome in a short-term therapy group for schizophrenic outpatients. Hosp Community Psychiatry 39:437–439, 1988

Kanas N, Stewart P, Deri J, et al: Group process in short-term outpatient therapy groups for schizophrenics. Group 13:67–73, 1989a

Kanas N, Deri J, Ketter T, et al: Short-term outpatient therapy groups for schizophrenics. Int J Group Psychother 39:517–522, 1989b

Klein RH: Some principles of short-term group therapy. Int J Group Psychother 35:309–330, 1985

Lazerson JS, Zilbach JJ: Gender issues in group psychotherapy, in Comprehensive Group Psychotherapy, 3rd Edition. Edited by Kaplan HI, Sadock BJ. Baltimore, MD, Williams & Wilkins, 1993, pp 682–693

MacDonald WS, Blochberger CW, Maynard HM: Group therapy: a comparison of patient-led and staff-led groups on an open hospital ward. Psychiatr Q 38 (suppl):290–303, 1964

MacKenzie KR: The clinical application of a group climate measure, in Advances in Group Psychotherapy: Integrating Research and Practice. Edited by Dies RR, MacKenzie KR. New York, International Universities Press, 1983, pp 159–170

MacKenzie KR: Introduction to Time-Limited Group Psychotherapy. Washington, DC, American Psychiatric Press, 1990

MacKenzie KR: Where is here and when is now?: the adaptational challenge of mental health reform for group psychotherapy. Int J Group Psychother 44:407–428, 1994

MacKenzie KR, Livesley WJ: A developmental model for brief group therapy, in Advances in Group Psychotherapy: Integrating Research and Practice. Edited by Dies RR, MacKenzie KR. New York, International Universities Press, 1983, pp 101–116

Pattison EM, Brissenden E, Wohl T: Assessing special effects of inpatient group psychotherapy. Int J Group Psychother 17:283–297, 1967

Strassberg DS, Roback HB, Anchor KN, et al: Self-disclosure in group therapy with schizophrenics. Arch Gen Psychiatry 32:1259–1261, 1975

Szymanski S, Lieberman JA, Alvir JM, et al: Gender differences in onset of illness, treatment response, course, and biological indexes in first-episode schizophrenic patients. Am J Psychiatry 152:698–703, 1995

Taylor JR, Strassberg DS: The effects of sex composition on cohesiveness and interpersonal learning in short-term personal growth groups. Psychotherapy 23:267–273, 1986

Weiner MF: Outcome of psychoanalytically oriented group psychotherapy. Group 8:3–12, 1984

Yalom ID: The Theory and Practice of Group Psychotherapy, 2nd Edition. New York, Basic Books, 1975

第 8 章

結　論

　　精神分裂症是一種影響思考內容及歷程的嚴重心靈疾病。從　　141
思考內容來看，這些病人經驗到幻覺與妄想，而到了變成精神病
（psychotic）的程度。從思考歷程來看，他們的思考出現各種混
亂形式，包括鬆散（loose）、冗長繞圈（circumstantial）或離題
（tangential）。思考上的這些障礙可能都牽涉到與情感、人際關
係、自我感（sense of self）、意志及心理動作行為（psychomotor
behavior）有關的問題。其他的障礙還包括在工作、教育、財
務、居家、自我照顧和一般生活品質方面的問題。

　　生理層面與心理社會層面的治療方法都是不可或缺的。雖然
抗精神病藥物是主要的治療介入方式，但不是所有的精神分裂症
病人對這些藥物都有最佳的反應，有些病人因為嚴重的藥物副作
用而沒有規律服藥。因此，諮商，個別形式、團體形式與家庭形
式的治療，以及社會學服務，都是一項完整的生理心理社會之治
療計畫裡的重要元素。知道了精神分裂症的各項特徵之後，團體
治療似乎是一項特別有價值的治療形式，因為團體的人際屬性提

供了一個座談空間，使病人們得以分享他們因應症狀的方法、透過每次團體裡的此時此地而獲得支持並考驗真實性，以及改善他們與其他人建立連結的能力。

142 　歷史層面與理論層面議題

　　精神分裂症病人接受治療團體的幫助已經超過了七十年。在討論團體治療的益處時，有關團體治療的臨床報告是屬於描述性質且樂觀的。從 Lazell（1921）開始，早期報告將焦點集中在教育性技術以及講授形式，之後常接著團體討論。1930 年代開始，心理分析學的方法開始被採用。有一些學者提出警告，以領悟為主、揭露式的作法對精神病患者來說太有壓力，所以他們提倡在團體裡納入支持與結構。1950 年代則看見了人際模型的成長，強調疾病的關係層面（relationship aspects），並且鼓勵病人在此時此地進行互動。過去二十年的時期，教育取向、心理動力取向和人際取向的作法仍持續被採用，但通常以比較折衷的方式合併運用。此外，特殊的技術也被引介進來，像是使用完形（Gestalt）概念、錄影回饋、讓病人領導團體，以及彈性接受新成員加入（flexible drop-in）等的技術。

　　為了更客觀評估重要的趨勢，我回顧了與精神分裂症病人之治療團體有關的控制性研究的文獻。回顧的時間可以回溯到抗精神病藥物開始在臨床上使用的年代，橫跨了 1950 到 1991 年之間超過四十年的歲月。所有的研究都比較至少一組的團體治療實驗組，以及非團體治療的控制組，至少有 50%以上的精神分裂症病人或是有透過統計而淨化出（partial out）團體對精神分裂症病人

的影響，包含至少一項重要的結果量尺（outcome measure），以及有提及治療的持續期間（duration）。根據是否做出團體治療和控制組相比是明顯比較有效、沒有差別，或比較無效的結論，總共有四十六項研究接受了此次評比。這些研究也依據是針對住院病人還是門診病人，以及是屬於長期、中長期還是短期團體來作分類。此外，這些研究裡總共有五十七個團體，被分類成「以領悟為主」、「以互動為主」或「其他／未詳述」等三類，以試圖了解這些臨床作法是否有哪一個比其他作法更有效益。

此項回顧的結果發現，團體治療對精神分裂症住院或門診病人都是有效的。整體來看，70%的研究都發現，團體治療明顯優於無團體治療的控制組，而且在那些比較團體和個別治療的研究裡，也發現對精神分裂症病人來說，團體治療和個別治療一樣或是更為有效。有個趨勢是，長期的住院病人團體（如，持續超過三十六次的團體）要比短期或中長期的團體更為有效。強調揭露技術及心理動力學議題的領悟取向，比起強調此時此地之人際問題和關係議題的互動取向，明顯較無效果。這點在住院病房裡尤其如此。事實上，領悟取向的技術對住院病人團體裡的一些精神分裂症病人來說是有害的。這些病人在病房裡有個不受規範的時段（unstructured time），比起參加某項對他們脆裂的自我來說可能張力太大的治療活動，似乎來得更好。

理論上，有三種傳統的取向：教育形式、心理動力形式和人際形式。教育取向強調精神分裂症的生理學和現象學層面。因此，使用此治療取向的團體會試圖幫助成員們學會因應他們疾病的症狀，以及處理這些症狀所造成的實際問題。典型的技術包括講授、給予忠告、問答時間、問題解決、角色扮演，以及各次團體之間的家庭作業。時間上的焦點集中在疾病當前的表現和結

143

果。此作法傳授認知上的資訊,使病人獲得控制感,並且熟知他們的症狀,而講授的方式也提供了一種結構式的、安全的團體環境。此外也強調生物醫學的因應策略,像是服用其他藥物以緩和壓力。雖然在講授之後的討論使病人們得以彼此互動和分享想法,但內容通常是有關於該次團體的特定議題,這使團體難以考慮到可能對某些成員來說比較緊急的其他議題。

心理動力取向強調精神分裂症的心理層面。目標都是在抱著「緩和這些障礙的影響以及改善自我功能」的希望之下,幫助成員們了解長期的心理問題和不良適應行為如何干擾他們的生活。採用的技術包括討論由病人所產生的話題、揭發重要的潛意識議題,以及解析移情。時間上的焦點集中在疾病的過去前導物(past antecedents),以及這些前導物如何影響病人當前的情境。此種治療形式非常強烈,因為不愉快的材料被揭發出來,這可能造成焦慮、退化以及症狀惡化。此外,如同教育形式的取向,此取向也很少注意到成員們在團體裡的互動,而且也很少注意有哪些方法是病人們可以用來幫助他們與其他成員和團體外人士建立更好連結的。

最後一個問題是人際取向裡的修正,此取向非常重視精神分裂症的關係層面。這類團體的目標在於幫助成員們變得不那麼社交孤立,以及改善他們與其他成員互動的能力。採用的技術包括促進人際問題的開放性討論、運用各種技術(如,結構式活動、強化病人與病人間的眼神接觸)來鼓勵病人在團體裡與其他成員建立連結,以及針對在團體內所觀察到的不良適應互動進行闡釋。時間上的焦點集中在當下,包括了每一次團體內的此時此地,以及每一位病人團體外的當前生活。可是,如同揭露太多,此時此地的強烈工作會使病人焦慮,尤其當涉及到人際間的憤怒

144

時。同樣的，使用結構式活動來鼓勵互動，對大多數的精神分裂症病人來說並非必要，而且這些活動可能使病人們變得幼稚，並且將團體時間帶離其他需要討論的議題。

根據我與我的同事一系列臨床研究計畫的成果，我們發展出一項用以治療精神分裂症病人的治療模型，我稱之為「整合式取向」。在隨著時間著手進行的改革裡，此模型採取了生理心理社會觀點（biopsychosocial perspective），而得以和前述的三個治療模型進行比較。如同教育取向，整合式取向幫助病人學會精神病症狀的因應方式（雖然心理社會策略獲得的重視比藥物策略來得多）。同樣的，所討論的話題都和這些病人的特殊需求有關。最後，雖然病人的安全感同樣是經由團體結構（structure of the group）而獲得提升，但整合式取向的團體結構不是建立在形式（format）上，相反的，是透過治療師的介入來提供的。

如同心理動力取向，整合式團體採用由病人產生話題的開放式討論。同樣的，講授和正式的結構化活動都不是本取向的主要部分，雖然巡迴團體一圈（go-around）的技術有時候會被採用，而且只要有新成員加入，就會做一簡短的定向說明（orientation）。長期的問題也可能加以檢視，特別是在門診的團體裡，但主要焦點還是在這些過去衝突和不良適應行為如何在當下影響著病人。最後，自我功能在團體裡獲得強化，尤其是真實性考驗能力和現實感。

如同人際取向，整合式取向的主要目標在於幫助成員們變得不那麼孤立，並且改善他們的關係。這些目標是透過討論，以及病人在團體裡和其他成員互動的經驗來達成的。許多技術被用來鼓勵成員間的互動，當這些互動是不良適應的（maladaptive），治療師會以富有社交手腕的方式從此時此地來介入，試圖針對他

145

們可以如何更適當地建立人際關連，給予立即的回饋。

C 臨床議題

　　整合式取向團體有兩大目標。第一項目標是幫助成員們學會如何因應他們的症狀。就大多數的病人來說，這表示要學習去考驗真實性，並處理精神病症狀，像是幻覺與妄想。治療的第二項目標是幫助病人們學習如何改善他們的人際關係，而這是透過討論，以及透過在團體裡與其他成員互動的經驗來達成的。

　　在急性住院病房的開放式團體，主要焦點是幫助成員們處理他們的精神病症狀，而思考人際問題時，通常會參考成員的精神病狀態。在新形成或短期性質的封閉式門診病人團體裡，討論通常是聚焦在症狀和人際議題兩者上。在封閉式團體舉行過幾次，而且病人也學會因應他們的症狀之後，關係議題將變成主要的部分，而且在討論長期的問題和不良適應行為時，會考慮它們對當前功能的影響。

146

　　在這些團體裡有極大多數病人的診斷是精神分裂症，雖然有少數是屬於相關的病情，如：類精神分裂症、分裂情感性疾患，以及妄想性疾患。高度的同質性使這些團體變得有凝聚力，使治療師得以運用對這些病人有幫助的技術，同時又避開那些太強烈且會引發焦慮和退化的技術。受苦於嚴重正性症狀或負性症狀的病人，只要是可以接受指導並能夠忍受一整個時段都待在團體裡，便可以納入治療。由精神分裂症和非精神分裂症病人兩者組成的異質團體，可以在門診環境下舉行，只要病人們都是穩定的，並且團體在形式上屬於支持性且聚焦於當前問題。高功能病

人以及有記憶缺失的病人，無法從整合式團體裡有太多的收穫。
同樣的，急性躁症或反社會人格的病人只會干擾團體的歷程，產
生對所有成員都不利的反治療環境。

這些團體可以在住院病房或門診環境下進行，持續時間從短
期性質（如十二次）到長期性質都可以。兩種性別和所有的種
族、所有的年齡層與各種背景的成年人都可以接受治療。尤其是
在穩定的門診環境下，成員們討論著長期的問題和不良適應的關
係，所以將男女兩個性別以及不同文化背景的人都納入團體，是
非常有幫助的。

「協同治療」的作法具有許多好處。精神病患者的團體會有
混亂的時刻，兩位治療師要比一位治療師更容易維持控制，並處
理不安全的狀況。兩位帶領者也可以示範非精神病的互動（non-
psychotic interactions），並且在考驗真實性的情境裡提供更多的
回饋。當一位治療師休假或生病，團體仍可以持續進行，只要病
人們夠穩定而使另一位治療師能夠掌控即可。最後，協同治療的
作法有助於緩和因為帶領精神病患者團體而可能產生的壓力和耗
竭。雖然理想上是由相同的兩位治療師帶領所有次數的團體，但
因為住院病房裡工作人員的輪調以及工作排程的更動，而難以做
到這點。此時，有必要培養許多受過訓練的帶領者，以便能夠在
需要時依工作人員可行與否來彼此替換。由男女兩性搭配的協同
治療組合通常是有用的，但在精神分裂症病人團體裡並不是非常
關鍵。治療師的專業背景同樣也不是很重要，只要兩位帶領者都
受過良好的團體訓練，並在病人眼裡都是同樣積極和同樣有幫
助。

住院病人團體都是開放性質，而且通常是每週舉行三次、每
次四十五分鐘，雖然只要工作人員能夠的話，每日舉行一次團體

147

也會很有效用。每次團體若少於三位成員就暫停一次，如果超過八位，團體就比較難以管理。理想的病人數在五至七位。在門診環境裡，團體都是屬於封閉性質，且每週舉行一次、每次六十分鐘，雖然在某些場合裡可以增加舉行的頻次（如，日間治療方案）。為了解決團體中輟問題，團體在開始時通常會有八至十位病人，每次團體平均出席人數在六至八人左右是最合適的。

大多數的病人接受抗精神病藥物治療，這點和這些治療團體很能相容共存。我們不鼓勵將團體時間用在藥物劑量與副作用的討論上，雖然有關服藥的感受以及藥物在因應精神病症狀上的價值，都是適合的討論主題。只要可能的話，鼓勵病人們針對藥物彼此回饋，而不是由治療師給予忠告。對自己的藥物處方有技術上的疑問或擔憂的成員，都會被轉介回到他們醫師那裡，來處理此部分的疑惑與擔憂。

治療師們應該積極且指導性地協助成員聚焦在主題上。他們的介入必須清楚、一致且具體，而且在由精神病患者組成的團體裡，反覆提醒重要的說法，從不會是有害的。提出評論時必須從支持和具有社交手腕的角度，治療師們應該是開放且願意在重要事務上提供他們的意見。以此時此地為焦點的討論，比起以彼時彼地為焦點的討論，來得更有建設性。

討論的主題應該符合病人的需求。關於有用話題的範例，包括聽幻覺；被害妄想、關係妄想和誇大妄想；思想插入與思想廣播；混亂的思考；與其他成員的關係；以及團體成員一般可以忍受的情緒課題，像是孤單、憂鬱和絕望。治療師對病人提出的忠告（therapist-to-patient advice）並不是理想的團體進行方式，團體時間應該主要是用來給予支持、結構出每一次團體，以及促進團體討論更深入。病人們彼此的回饋（patient-to-patient feed-

148

back）比較具有建設性，因為這樣可以激發團體互動，並鼓勵成員們彼此分享因應策略。

　　任何一項會引發焦慮的話題，可能會造成精神分裂症病人的退化以及症狀變得激烈。在談及有關憤怒、攻擊與性傾向或性認同的話題時，治療師必須要給予提醒或警告。在精神病患者的團體裡，也應該要避免那些會揭發潛意識衝突，並使成員被痛苦的領悟所淹沒的議題。

　　在主題的形成上，一般是先從普遍的觀點來討論，然後再將主題帶入團體成員個人身上，或是透過巡迴團體一圈的方式，來邀請所有的病人對該議題提出評論。典型的團體進行情形是先找出一個適合討論的主題，然後類推運用到所有成員身上，最後則要求成員們分享因應的策略。這些因應策略通常可群集成兩大範疇：減少病人生活裡的苦惱量，或是在他們的環境變得貧瘠時提供較多的刺激。

　　在某個封閉式團體第一次團體期間，要針對目標與基本規則加以說明，而且病人們討論他們的問題，以及他們希望在團體期間裡達成什麼。在最後一次團體期間，病人們談論他們對於團體結束的感受，並在說再見之前指出他們從團體裡獲得什麼。可以採用巡迴團體一圈的技術，以便確定所有的成員都有投入這兩次特別的團體時段。

　　當病人被評估認為適合參加一項持續進行中的開放性質團體，在他們開始參加團體之前，必須獲得有關團體目標和基本規則的介紹與說明。在他們第一次參加團體時，他們被告知有哪些議題已經被持續參與多次的成員們討論過了，然後請他們分享在這些議題裡，有哪些也是他們感到困擾的。透過這樣的方式，新成員了解到他們不是這些問題的唯一受苦者，他們可以很快就融

入團體。當有成員即將出院時，也要挪出團體的時間讓大家向該
成員道別。因為死亡或生病而結束團體的病人，可能會使其他的
成員們感到苦惱，治療師必須提供後者機會來開放地討論他們的
感受與擔憂。

149　　　　一些精神分裂症病人可以從同時接受團體與個別治療的安排
裡獲益。個別治療包含各種方式，從傳統的一對一、以討論為主
的支持性治療，到使用行為及教育技術來教導社交技巧，或幫助
病人學習精神病經驗之因應方法的各種特殊作法。在好幾項的回
顧研究裡，團體與個別治療具有相近的效益，雖然團體是比較符
合成本效益的。可是，對同一位病人來說，每一種作法各有利弊
得失，有時候，在處理所有出現的問題時，兩種治療都是不可或
缺的。

　　　　治療師們必須能敏察團體動力。當個別的成員有問題，該成
員可能變成團體討論的焦點。當兩位成員之間有適應不良的連結
時，他們的互動就變成該次團體的主題。當有三位或以上的病人
同樣受到某些說出的話或所做的事情的影響，治療師們應該考量
每個人都有某種程度的涉入，並且從團體層次來進行介入。因
此，成員們此時此地的互動不僅是強而有力的改變因子，同時也
提供有關團體動力的線索，以及影響到治療師的介入。

　　　　當成員們都圍繞著與精神分裂症病人的需求有關的話題進行
建設性的互動，治療師們應該保持安靜。可是，若團體成員變得
混亂且無法維持在主題上，或是當成員們變得沉默或討論無關的
議題時，治療師們就要加以介入，以便提供結構或是幫助病人們
聚焦在議題上。當團體環境變得緊張或不安，治療師們應該改
變話題，或是針對可能的危險提出評論，然後建議中止討論。

　　　　整合式取向被運用在美國和海外多種住院病房和門診環境

裡。雖然社會層面、文化層面和語言層面的議題會影響團體的歷程，但這些治療團體一般都可以維持在正軌上，並達成它們的臨床目標。儘管有政治災禍以及基本背景變項上的差別，成員們仍找到方法透過共有的疾病而將彼此串連在一起，因此形成了高度凝聚力的團體。

　　整合式團體取向已被教導給許多心靈健康工作人員與受訓者。住院病人團體的理想訓練套餐，包括了訓導式的報告和閱讀、透過錄影帶觀察先前的團體，以及透過單面鏡或是坐在團體室裡的團體圓圈外直接觀察當次的團體。透過單面鏡，使受訓者得以即時與督導討論，提供了一種無侵擾性的觀察方式，只要向病人說明有哪些人在單面鏡後面觀看，通常病人都可以接受的。負責觀察的受訓者、督導和治療師們在每一次團體之後，重新回顧該次團體。當受訓者準備好可以開始帶領團體，可以先與一位較有經驗的工作人員搭配，擔任協同治療師。在封閉式門診病人團體裡，受訓者可能長時間與一位比較有經驗的協同治療師一起帶領團體。對兩位帶領者而言非常重要的是，兩人都要參與團體，並且被團體成員們認為是同樣有幫助的。常見的督導議題大多是關於受訓者展現出的活動量，以及介入是否簡短、具體且清楚。

　　如同許多其他的治療團體，我們的整合式團體是有幫助且符合成本效益的。病人接受有關他們的症狀和有關他們的人際問題的幫助，這些團體都有相當高的出席率。住院病人看重他們的團體經驗，並且願意在成為門診病人時參加類似的團體，這將有助於改善他們的臨床病程。工作人員和病人之間的比率大約在 1：3 或 1：4。對許多病人來說，參加了團體就可以避免需要和工作人員較為密集的個別治療，因為他們在團體裡學會如何與其他人

150

建立更好的連結，也因為精神分裂症病人的團體治療在經過控制的研究裡，被發現和個別治療一樣或更為有效。最後，以整合式模型為基礎的短期團體也被發現是安全且有效的。在門診環境下，這些團體代表著長期團體治療之外花費比較不那麼昂貴的另一種選擇，因為將近一半的病人相信，一項為期十二週的團體就夠了，他們並不覺得有需要再有另一次的團體經驗。

○ 研究議題

　　本書所介紹的整合式團體治療模型，是經由實證而發展出來的，並受到從現在回溯到 1975 年這段期間裡有關治療結果、歷151　程與內容的諸多研究的支持。這些研究是在多種住院與門診環境下所進行的。

　　根據治療結果，整合式團體取向被發現是有幫助、安全的，且符合精神分裂症病人的需求。成員們在出院時，將他們的團體評為是有幫助的，比較年輕且非妄想型病人對團體的評比，要比年長的妄想型病人，來得更為正面。有些門診病人提到症狀減緩以及社交焦慮有改善，並且在團體結束後約四個月的訪談裡，與其他人的連結以及在精神病經驗的因應上仍有改善。完成短期性質、共十二次團體治療的門診病人裡，有一半以上的人會在一年或兩年內選擇再參加類似的團體，且出席率都在80%至90%，中輟率則低於 20%。

　　有關團體歷程的研究都認為，在住院和門診兩者環境下，成員們都有高品質的投入，使得他們能以最低程度的抗拒和焦慮來面對他們問題的重要層面。病人將這些團體評為是一個學習與其

他人有更好互動、考驗真實性和因應精神病症狀，以及表達感受的地方，要多過於將這些團體評為是一個對於他們的疾病、藥物或經濟狀況獲得領悟和接受忠告的地方。治療師們都主動且成功定義出團體的獨特性。新的治療師們也都可以有效學會此團體取向，意謂著此作法是健全且可以複製的。這些團體都很有凝聚力，成員們也都表現出較低程度的躲避、衝突和焦慮。雖然少有證據指出，在精神官能症及性格疾患病人的封閉團體裡會出現這樣的團體發展階段，但整合式門診病人團體卻顯現一種隨著時間進行而凝聚力提升、躲避與衝突減少的模式。

　　討論的主題都符合團體的目標。在住院與門診環境裡，最常討論的是學習與其他人建立更好連結、考驗真實性，以及各種因應精神病症狀的方法。尋求有關他們的疾病、藥物或經濟狀況的忠告，則是團體成員們最不關心的。與情緒有關的話題被討論的頻次，則是介於前述兩類的話題之間。

　　研究也發現，持續十二次有時限的團體對精神分裂症門診病人是有幫助且實用的。對於那些發現一個團體療程就已足夠的病人來說，成功結束一項治療活動的機會，有助於提高他們的自信、給予他們處理失落的經驗，以及預防出現不必要的治療依賴。對於那些需要更多結構的病人，規律出席一系列短期的「重複者」團體或是長期的封閉式團體，都可作為病人一些可行的治療選擇。

152

　　有關整合式取向的未來研究方向，包括使用長期追蹤的控制性研究來檢視其效益、詳述病人能從此治療模式的何種變形裡獲益最大（如，短期性質 vs. 長期性質的團體），以及進一步探索文化因子和不同男女比率對團體歷程的影響。不過，至今超過二十年以上的臨床與實證工作結果支持以下的觀點：本書所介紹的

整合式團體治療取向，在合併抗精神病藥物治療之下，是有幫
助、安全，並合乎精神分裂症病人的需求。此團體取向可以在相
當短的時間內教導給其他人。此團體取向也展現出相當大的運用
性，橫跨了在美國本土及海外的住院和門診環境下，以及不同的
治療服務系統。因此，此團體取向是能滿足精神分裂症病人需求
的治療裝備裡的一項重要附加選擇。

參考文獻

Lazell EW: The group treatment of dementia praecox. Psychoanal Rev
    8:168–179, 1921

索　引

（條目後的頁碼係原文書頁碼，檢索時請查正文側邊的頁碼；粗體字頁數為表格的頁數）

國家圖書館出版品預行編目資料

精神分裂症的團體治療／ Nick Kanas 著；杜家興譯.
-- 初版. -- 臺北市：心理, 2006（民 95）
　　　面；　公分. --（心理治療系列；22072）
　　　含索引
譯自：Group therapy for schizophrenic patients
ISBN 978-957-702-936-2 (平裝)

1. 精神病　　2.團體治療

415.95　　　　　　　　　　　　　　　　　　　　95016499

心理治療系列 22072

精神分裂症的團體治療

作　　者：Nick Kanas
譯　　者：杜家興
執行編輯：林汝穎
總　編　輯：林敬堯
發　行　人：洪有義
出　版　者：心理出版社股份有限公司
地　　址：台北市大安區和平東路一段 180 號 7 樓
電　　話：(02) 23671490
傳　　真：(02) 23671457
郵撥帳號：19293172　心理出版社股份有限公司
網　　址：http://www.psy.com.tw
電子信箱：psychoco@ms15.hinet.net
駐美代表：Lisa Wu（Tel: 973 546-5845）
排　版　者：辰皓國際出版製作有限公司
印　刷　者：辰皓國際出版製作有限公司
初版一刷：2006 年 9 月
初版二刷：2010 年 3 月
I S B N：978-957-702-936-2
定　　價：新台幣 250 元

■有著作權·侵害必究■